分子医学丛书

代谢分子医学导论

Introduction to the Metabolism and Molecular Medicine

主　审　查锡良

主　编　汤其群　马　端

副主编　李小英　王丽影　于　敏

编　者　(按姓氏笔划排序)

于　敏(复旦大学基础医学院)

马　端(复旦大学基础医学院)

王丽影(复旦大学基础医学院)

叶　丹(复旦大学生物医学研究院)

吕　雷(复旦大学基础医学院)

汤　妍(复旦大学基础医学院)

汤其群(复旦大学基础医学院)

李小英(复旦大学附属中山医院内分泌科)

张　进(复旦大学基础医学院)

郭　亮(复旦大学基础医学院)

潘东宁(复旦大学基础医学院)

U0258108

复旦大学出版社

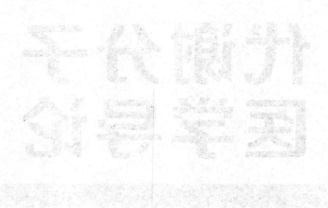

序 言 Foreword

为了推动医学教育的改革和发展,加强培养研究型、创新性、高素质的卓越医学人才,复旦大学基础医学院自 2015 年起在全院范围内通过聘请具有丰富教学经验和教材编写经验的全国知名教授为顾问,以各学科带头人和骨干教师为主编和编写人员,在全面审视和分析当代医学本科生基础阶段及临床预备阶段必备的知识点和知识面的基础上,在大规模调研和论证的前提下,启动了医学系列教材的编写与出版工作。

21 世纪是一个知识爆炸、高度信息化的时代。为适应精准医学和转化医学时代的到来,为培养视野开阔、基础理论扎实和实验技能过硬的医学本科生,临床医学与基础医学的本科生教材需要进一步改革与精进。医学的世界博大精深,涉及的学科广泛,技术先进,学理严谨,各学科关系密切。我们以基础理论知识为主的《生物化学与分子生物学》为导引,以当今研究热点的《代谢分子医学导论》为进阶,以与精准医学和转化医学密切相关的《医学分子遗传学》为深化的系列化教材,特点是内容新颖、语言精练、密切结合临床、编写格式规范化、图表力求创新,以期构建适应新时期的研究型和创新型高素质卓越人才培养的序列化教材体系。

这套系列教材适应于临床医学、基础医学、法医、预防医学等各专业学生使用。请读者多提宝贵意见,以便再版时完善提高。

汤其群

2020.8

前 言 Preface

　　生物体的基本特征是新陈代谢,活细胞内的生命活动大多发生于代谢层面。人体是一个复杂的系统,存在于这一系统中的生物分子相互关联、相互依赖。近年来,人们已经意识到生物学的整体复杂性,以及基因与环境因素之间的复杂交互作用,而对这些交互作用,已经不能单单从基因组学、转录组学、蛋白质组学水平去理解。人体一刻不停地与外环境进行物质交换,摄入营养物质并排出废物,以维持体内环境的相对稳定,从而延续生命。因此,物质代谢是正常生命过程的必要条件,阐明物质代谢有序性调节的分子机制是当前研究热点之一。若物质代谢发生紊乱,将会在分子或细胞水平发生变化,最终引起疾病。

　　在全面审视和分析当代代谢性疾病谱变化特点及遗传代谢病的种类,全面了解近年国内外代谢途径及其与疾病关系的研究新进展后,我们将教材内容整合、凝练为以下内容。第一篇:脂质代谢与其相关性疾病;第二篇:糖代谢与糖代谢相关性疾病;第三篇:核酸代谢与其相关性疾病;第四篇:氨基酸代谢与其相关疾病;第五篇:肿瘤代谢。

　　本教材涉及的是中国临床医学中重要的、较难诊治的、正在努力研究的代谢类疾病,强调代谢类疾病发病机制与干预靶点,加入肿瘤代谢的最新研究进展及代谢与表观遗传的交互调控。内容包含大量21世纪医学新内容,可广开视角,拓展思路。

　　由于编写时间匆促,编者水平局限,教材一定会存在一些不足和遗憾,期盼同行专家、使用本教材的师生和其他读者不吝指教和批评,以便今后提高和完善。

汤其群

2020.8

目 录 Contents

第一篇　脂质代谢与其相关疾病

第一章　脂质代谢总论　003
第一节　三酰甘油代谢　003
第二节　胆固醇代谢　018
第三节　血浆脂蛋白代谢　022
第四节　脂质代谢紊乱及疾病　028

第二章　脂肪组织代谢与疾病　030
第一节　脂肪组织　030
第二节　脂肪组织代谢与疾病　035

第三章　脂质代谢异常与脂肪肝　039
第一节　脂肪肝的概述　039
第二节　脂肪肝发生发展的细胞学基础　040
第三节　酒精性脂肪肝　041
第四节　非酒精性脂肪肝　042
第五节　脂肪肝的治疗　048

第四章　脂质代谢异常与动脉粥样硬化　051
第一节　脂质代谢异常与动脉粥样硬化的基本知识　051
第二节　动脉粥样硬化的风险因素　055
第三节　血脂异常和动脉粥样硬化的饮食和药物治疗　057

第二篇　糖代谢与其相关疾病

第五章　葡萄糖代谢　063
第一节　葡萄糖吸收与利用　063

第二节　糖的无氧氧化　　　　　　　　　　065
第三节　糖的有氧氧化　　　　　　　　　　067
第四节　血糖稳态调控　　　　　　　　　　067

第六章　胰岛素信号转导　　　　　　　　070
第一节　胰岛素信号转导通路　　　　　　　070
第二节　葡萄糖转运蛋白　　　　　　　　　072

第七章　胰岛 β 细胞发育与功能　　　　073
第一节　胰岛 β 细胞发育过程　　　　　　073
第二节　胰岛 β 细胞发育调控　　　　　　074
第三节　胰岛素分泌与调节　　　　　　　　074

第八章　糖尿病　　　　　　　　　　　　076
第一节　胰岛素抵抗　　　　　　　　　　　076
第二节　胰岛 β 细胞功能缺陷　　　　　　079

第九章　低血糖症　　　　　　　　　　　083
第一节　低血糖定义与分类　　　　　　　　083
第二节　低血糖病因与病理生理　　　　　　083
第三节　低血糖临床表现　　　　　　　　　084

第三篇　核酸代谢与其相关疾病

第十章　核苷酸的生物合成与分解代谢　089
第一节　嘌呤核苷酸与嘧啶核苷酸的生物合成　089
第二节　嘌呤核苷酸与嘧啶核苷酸的分解代谢　094

第十一章　嘌呤核苷酸与嘧啶核苷酸的代谢异常　097
第一节　罕见的常染色体隐性遗传病　　　　097
第二节　X-染色体连锁隐性遗传　　　　　　098

第十二章　痛风　　　　　　　　　　　　100
第一节　痛风症　　　　　　　　　　　　　100
第二节　高尿酸血症　　　　　　　　　　　101
第三节　痛风与高尿酸血症　　　　　　　　101

第四节　高尿酸血症的控制与痛风的治疗　　102

第十三章　核苷酸类似物药物　　104
第一节　抗病毒类核苷类似物　　104
第二节　抗肿瘤核苷类似物　　106

第四篇　氨基酸代谢与其相关疾病

第十四章　氨基酸的特点　　111
第一节　氨基酸的结构　　111
第二节　氨基酸的分类　　111
第三节　氨基酸的需要量及功能　　113
第四节　氨基酸的代谢　　115

第十五章　氨基酸代谢异常所致疾病　　126
第一节　组氨酸代谢异常　　126
第二节　亮氨酸代谢异常　　128
第三节　异亮氨酸代谢异常　　130
第四节　缬氨酸代谢异常　　131
第五节　苯丙氨酸代谢异常　　132
第六节　丝氨酸代谢异常　　132
第七节　酪氨酸代谢异常　　135
第八节　色氨酸代谢异常　　135
第九节　赖氨酸代谢异常　　138
第十节　精氨酸代谢异常　　140
第十一节　谷氨酸代谢异常　　141
第十二节　天冬酰胺代谢异常　　142
第十三节　甘氨酸代谢异常　　143
第十四节　脯氨酸代谢异常　　144
第十五节　半胱氨酸代谢异常　　145

第五篇　肿瘤代谢

第十六章　肿瘤细胞的代谢特征　　149

第十七章　乙酰化调控肿瘤代谢　　152

第一节　乙酰化蛋白质翻译后修饰　152

第二节　乙酰化调控细胞代谢通路　154

第十八章　代谢小分子调控表观遗传　　158

第一节　2-羟戊二酸代谢途径　158

第二节　2-羟戊二酸与表观遗传调控　160

第三节　2-羟戊二酸与 DNA 损伤修复　163

第四节　2-羟戊二酸与细胞代谢重编程　164

第五节　2-羟戊二酸代谢与表观遗传研究　166

第十九章　代谢产物调控肿瘤免疫　　171

第一节　腺苷抑制肿瘤免疫　171

第二节　乳酸抑制肿瘤免疫　172

第三节　2-羟戊二酸调控肿瘤免疫　173

第四节　琥珀酸和延胡索酸调控肿瘤免疫　173

脂质代谢与其相关疾病

第一篇

第一章　脂质代谢总论

第二章　脂肪组织代谢与疾病

第三章　脂质代谢异常与脂肪肝

第四章　脂质代谢异常与动脉粥样硬化

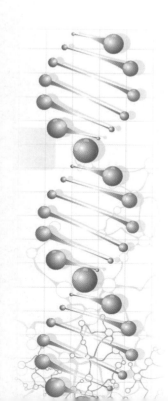

脂质种类多、结构复杂,决定了其在生命活动和疾病发生发展中的特殊重要性。脂质分子不由基因编码,独立于从基因到蛋白质的遗传信息系统之外。近年来的研究结果表明,在分子生物学取得重大进展的基础上,脂质代谢、脂质代谢异常导致的心脑血管疾病的机制将成为生命科学、临床医学和药学等前沿领域探讨的重要内容。

第一章　脂质代谢总论

脂质(lipids)是由脂肪酸(fatty acid)和醇作用生成的酯及其衍生物(图1-1)。脂质是脂肪与类脂的总称,其种类繁多且化学结构差异甚大,生理功能也各不相同,是动、植物体内的重要组成成分。脂质分子不由基因编码,独立于从基因到蛋白质的遗传信息系统之外,决定了其在生命活动或疾病发生、发展中的特殊重要性。

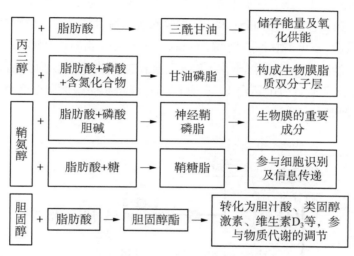

图1-1　脂质的组成及生理功能

第一节　三酰甘油代谢

脂肪称为三酰甘油(triglyceride),是由一分子甘油和三分子脂肪酸构成的酯。人体内脂肪酸种类很多,生成三酰甘油时可有不同的排列组合,因此三酰甘油具有多种形式。储存能量和供给能量是脂肪最重要的生理功能。1 g脂肪在体内完全氧化时可释放出热量38 kJ(9.3 kcal),比1 g糖原或蛋白质所释放能量多2倍以上。人体内脂肪的含量受营养状况和活动量的影响而变动很大。脂肪组织还可起到保持体温、保护内脏器官的作用。脂肪组织是体内专门用于储存脂肪的组织,当机体需要时,脂肪组织中储存脂肪可动员出来分解供给机体能量。

一、三酰甘油的分解代谢

(一) 脂肪动员

储存在脂肪细胞中的脂肪,被脂肪酶逐步水解为游离脂肪酸(free fatty acid,FFA)及甘油,并从脂肪细胞释放,经血液运输到其他组织利用的过程称为脂肪动员(fat mobilization)(图 1-2)。曾经认为,脂肪动员由激素敏感性三酰甘油脂肪酶(hormone-sensitive triglyceride lipase,HSL),也称激素敏感性脂肪酶(hormone sensitive lipase,HSL)调控。HSL 催化三酰甘油水解的第 1 步,是脂肪动员的关键酶。随后发现催化三酰甘油水解第 1 步并不是 HSL 的主要作用,而是下面所描述的第 2 步反应。脂肪动员也还需多种酶和蛋白质参与,如脂肪组织三酰甘油脂肪酶(adipose triglyceride lipase,ATGL)和 perilipin-1。脂肪在脂肪细胞内分解的第 1 步主要由 ATGL 催化,生成二酰甘油和脂肪酸。第 2 步主要由 HSL 催化,主要水解二酰甘油 sn-3 位酯键,生成单酰甘油和脂肪酸。最后,在单酰甘油脂肪酶(monoacylglycerol lipase,MGL)的催化下,生成甘油和脂肪酸。游离脂肪酸不溶于水,不能直接在血浆中运输。血浆清蛋白具有结合 FFA 的能力(每分子清蛋白可结合 10 分子 FFA),能将脂肪酸运送至全身,主要由心、肝和骨骼肌等摄取利用。

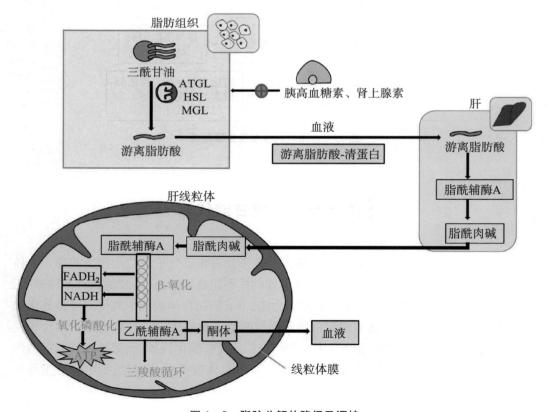

图 1-2　脂肪分解的路径及调控

当禁食、饥饿或交感神经兴奋时,肾上腺素、去甲肾上腺素、胰高血糖素等分泌增加,作用于脂肪细胞膜受体,激活腺苷酸环化酶,使腺苷酸环化成腺苷环磷酸(cAMP),激活cAMP依赖蛋白激酶,使胞质内 ATGL、HSL 激活,分解脂肪。这些能够激活脂肪酶、促进脂肪动员的激素称为脂解激素。而胰岛素、前列腺素 E_2 等能对抗脂解激素的作用,降低 ATGL、HSL 活性,抑制脂肪动员,称为抗脂解激素。

(二)甘油的代谢

脂肪组织中三酰甘油动员时产生的甘油直接经血液运输至肝、肾、肠等组织利用,可在甘油激酶(glycerokinase)及腺苷三磷酸(ATP)的作用下生成 3-磷酸甘油(α-磷酸甘油)。3-磷酸甘油经 3-磷酸甘油脱氢酶催化生成 3-磷酸甘油醛,可转变为磷酸二羟丙酮。磷酸二羟丙酮是糖酵解过程的一个中间产物,它可沿酵解途径顺行变成丙酮酸,再经氧化脱羧成为乙酰辅酶 A(CoA),进入三羧酸循环,最后被氧化成 CO_2 和 H_2O,同时放出能量。磷酸二羟丙酮也可沿糖异生途径生成 1-磷酸葡萄糖,用以合成糖原或葡萄糖。肝的甘油激酶活性最高,脂肪动员产生的甘油主要被肝摄取利用,而脂肪及骨骼肌因甘油激酶活性很低,对甘油的摄取利用很有限。甘油的代谢路径详见图1-3。

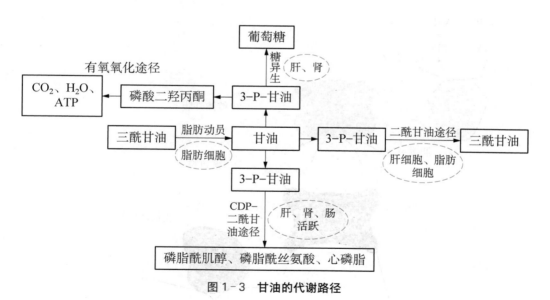

图 1-3　甘油的代谢路径

(三)饱和的偶数碳原子脂肪酸的氧化

除脑外,大多数组织均能氧化脂肪酸,以肝、心肌、骨骼肌能力最强。脂肪酸的 β-氧化作用是在肝及其他组织的线粒体中进行的,已知 FFA 和脂酰 CoA 不能穿透线粒体内膜,线粒体外的脂肪酸要先活化成脂酰 CoA,再通过载体肉碱进入线粒体。

1. 脂肪酸活化为脂酰 CoA　脂肪酸被氧化前必须先活化,由内质网、线粒体外膜上的脂酰 CoA 合成酶(acyl-CoA synthetase)催化生成脂酰 CoA,需 ATP、CoA 及 Mg^{2+} 参与。

$$\text{脂肪酸+CoA-SH} \xrightarrow[\text{Mg}^{2+}]{\text{脂酰CoA合成酶}} \text{脂酰CoA+PPi}$$

$$\text{ATP} \qquad \text{AMP}$$

脂酰 CoA 含高能硫酯键,不仅可提高反应活性,还可增加脂肪酸的水溶性,因而提高脂肪酸代谢活性。活化反应生成的焦磷酸(PPi)立即被细胞内焦磷酸酶水解,可阻止逆向反应进行,故 1 分子脂肪酸活化实际上消耗 2 个高能磷酸键。

2. 脂酰 CoA 进入线粒体　催化脂肪酸氧化的酶系存在于线粒体基质,活化的脂酰 CoA 必须进入线粒体才能被氧化。长链脂酰 CoA 不能直接透过线粒体内膜,需要肉碱(carnitine,或称 $L-\beta$ 羟-γ-三甲氨基丁酸)协助转运。线粒体外膜存在的肉碱脂酰转移酶 I(carnitine acyl transferase I)催化长链脂酰 CoA 与肉碱合成脂酰肉碱(acyl carnitine),后者在线粒体内膜肉碱-脂酰肉碱转位酶(carnitine-acylcarnitine translocase)作用下,通过内膜进入线粒体基质,同时将等分子肉碱转运出线粒体。进入线粒体的脂酰肉碱,在线粒体内膜内侧肉碱脂酰转移酶 II 作用下,转变为脂酰 CoA 并释出肉碱(图 1-4)。

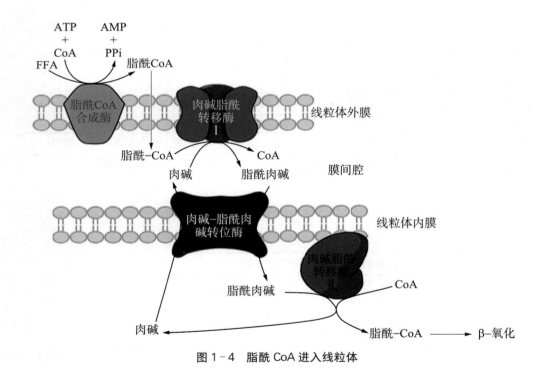

图 1-4　脂酰 CoA 进入线粒体

脂酰 CoA 进入线粒体是脂肪酸 β-氧化的限速步骤,肉碱脂酰转移酶 I 是脂肪酸 β-氧化的限速酶。当饥饿、高脂低糖膳食或糖尿病时,机体没有充足的糖供应,或不能有效利用糖,需脂肪酸供能,肉碱脂酰转移酶 I 活性增加,脂肪酸氧化增强。相反,饱食后脂肪酸合成加强,丙二酸单酰 CoA 含量增加,抑制肉碱脂酰转移酶 I 活性,使脂肪酸的氧化被抑制。

3. 脂酰 CoA 氧化分解　线粒体基质中存在由多个酶结合在一起形成的脂肪酸 β-氧化酶系,在该酶系多个酶顺序催化下,从脂酰基 β-碳原子开始,进行脱氢、加水、再脱氢及硫解 4 步反应,完成一次 β-氧化。图 1-5 是 16 碳饱和脂肪酸的 β-氧化过程。

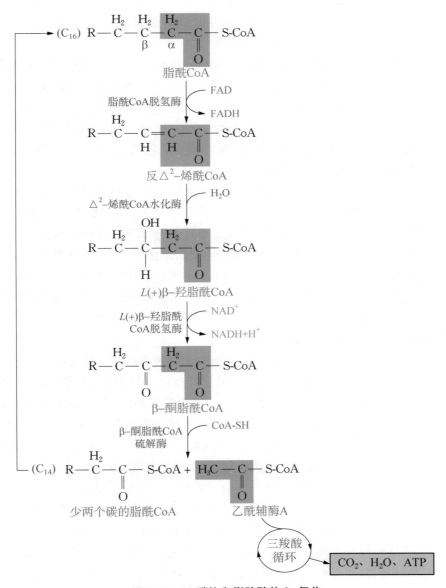

图 1-5　16 碳饱和脂肪酸的 β-氧化

(1) 脱氢反应:脂酰 CoA 在脂酰 CoA 脱氢酶(acetyl CoA dehydrogenase)催化下,从 α、β 碳原子各脱下一个氢原子,此反应中的脱氢酶是以黄素腺嘌呤二核苷酸(FAD)为辅基,并作为受氢体,生成 $FADH_2$,经琥珀酸呼吸链传递氧化生成 H_2O,释放能量产生 1.5 分子 ATP。同时生成反 $\triangle^2$ 烯脂酰 CoA。

（2）加水反应：反 $\triangle^2$ 烯脂酰 CoA 在烯酰 CoA 水化酶（enoyl CoA hydratase）催化下，加水生成 $L(+)-\beta-$ 羟脂酰 CoA。

（3）再脱氢反应：$L(+)-\beta-$ 羟脂酰 CoA 在 $L-\beta-$ 羟脂酰 CoA 脱氢酶（L-3-hydroxyacyl CoA dehydrogenase）催化下，该脱氢酶的辅酶是 NAD^+，脱下的 2H 使辅酶 NAD^+ 还原为 $NADH+H^+$，后者经 NADH 呼吸链传递氧化生成 H_2O，释放能量产生 2.5 分子 ATP。同时生成 $\beta-$ 酮脂酰 CoA。

（4）硫解反应：$\beta-$ 酮脂酰 CoA 在 $\beta-$ 酮硫解酶（β-ketothiolase）催化下，加 CoA-SH 使碳链在 α、β 位之间断裂，生成 1 分子乙酰辅酶 A 和少 2 个碳原子的脂酰 CoA。

综上所述，1 分子脂酰 CoA 通过脱氢、加水、再脱氢、硫解 4 个反应后，产生 1 分子乙酰辅酶 A 和少了 2 个碳原子的脂酰 CoA。新生成的脂酰 CoA 再重复上述 $\beta-$ 氧化过程，直到含偶数碳的脂肪酸完全分解为乙酰辅酶 A 为止。例如，含十八碳的硬脂酸经 8 次 $\beta-$ 氧化可分解为 9 分子的乙酰辅酶 A。

4. **脂肪酸 $\beta-$ 氧化的能量释放**　脂肪酸彻底氧化生成大量 ATP。以软脂酸为例，1 个分子软脂酸彻底氧化需进行 7 次 $\beta-$ 氧化，生成 7 个分子 $FADH_2$，7 个分子 NADH 及 8 个分子乙酰辅酶 A。每分子 $FADH_2$ 产生 1.5 个分子 ATP，每分子 NADH 产生 2.5 个分子 ATP；每分子乙酰辅酶 A 经柠檬酸循环彻底氧化产生 10 个分子 ATP。因此，1 个分子软脂酸彻底氧化共生成 $(7\times1.5)+(7\times2.5)+(8\times10)=108$ 个分子 ATP。因为脂肪酸活化消耗 2 个高能磷酸键，相当于 2 个分子 ATP，所以 1 个分子软脂酸彻底氧化净生成 106 个分子 ATP。

（四）其他脂肪酸的氧化方式

1. **不饱和脂肪酸 $\beta-$ 氧化**　不饱和脂肪酸 $\beta-$ 氧化也在线粒体进行，但需转变不饱和脂肪酸的构型。不同的是，饱和脂肪酸 $\beta-$ 氧化产生的烯脂酰 CoA 是反式 $\triangle^2$ 烯脂酰 CoA，而天然不饱和脂肪酸中的双键为顺式。因双键位置不同，不饱和脂肪酸 $\beta-$ 氧化产生的顺式 $\triangle^3$ 烯脂酰 CoA 或顺式 $\triangle^2$ 烯脂酰 CoA 不能继续进行 $\beta-$ 氧化。顺式 $\triangle^3$ 烯脂酰 CoA 在线粒体特异 $\triangle^3$ 顺 $\rightarrow\triangle^2$ 反烯脂酰 CoA 异构酶（$\triangle^3$-cis $\rightarrow\triangle^2$-trans enoyl-CoA isomerase）催化下转变为 $\beta-$ 氧化酶系能识别的 $\triangle^2$ 反式构型，继续 $\beta-$ 氧化。顺式 $\triangle^2$ 烯脂酰 CoA 虽然也能水化，但形成的 $D(-)-\beta-$ 羟脂酰 CoA 不能被线粒体 $\beta-$ 氧化酶系识别。在 $D(-)-\beta-$ 羟脂酰 CoA 表异构酶（epimerase，又称差向异构酶）催化下，右旋异构体[$D(-)$型]转变为 $\beta-$ 氧化酶系能识别的左旋异构体[$L(+)$型]，继续进行 $\beta-$ 氧化。

2. **超长碳链脂肪酸氧化**　超长碳链脂肪酸氧化需先在过氧化酶体氧化成较短碳链脂肪酸。过氧化酶体（peroxisomes）存在脂肪酸 $\beta-$ 氧化的同工酶系，能将超长碳链脂肪酸（如 C_{20}、C_{22}）氧化成较短碳链脂肪酸。氧化第 1 步反应在以 FAD 为辅基的脂肪酸氧化酶作用下脱氢，脱下的氢与 O_2 结合成 H_2O_2，而不是进行氧化磷酸化；进一步反应释出较短链脂肪酸，在线粒体内进行 $\beta-$ 氧化。

3. **奇数碳原子脂肪酸氧化**　人体含有极少量奇数碳原子脂肪酸，经 $\beta-$ 氧化生成丙酰辅酶 A；支链氨基酸氧化分解亦可产生丙酰辅酶 A。丙酰辅酶 A 彻底氧化需经 $\beta-$ 羧化酶及异构酶作用,转变为琥珀酰 CoA(succinyl CoA),进入柠檬酸循环彻底氧化。

（五）脂肪酸与心力衰竭的治疗

心力衰竭(heart failure)简称心衰,是指由于心脏的收缩功能和(或)舒张功能发生障碍,不能将静脉回心血量充分泵出心脏,导致静脉系统血液淤积,动脉系统血液灌注不足,从而引起心脏循环障碍综合征。心衰 5 年病死率高达 50%,是严重的公共健康问题。心衰相关各种风险因素如吸烟、糖尿病、高血压、高血脂、心理压力和腹型肥胖等大幅度增加心衰的发病率。心衰发病机制有"心肌重塑"学说、"血管内皮损伤"学说、"心脏β3/β1 受体失衡"学说、"细胞因子作用失衡"学说、"心肌细胞钙离子通道异常"学说、"心肌能量代谢障碍"学说等。其中"心肌能量代谢障碍"学说,是指心脏是一个高活力、高能量消耗的器官。无论心肌舒张或收缩都需要充足的能量供应。当心肌能量供不应求,出现心肌能量"饥饿"状态时,则会导致心肌的舒缩障碍,从而发生心衰。在心肌收缩过程中,无论在推动钙离子的运转上或者在粗细肌丝的滑行上都必须有充分的能量供应和利用。否则,即使收缩蛋白正常,也将导致收缩性能的减弱。当原发性心肌病变、心肌缺血或梗死及心脏负荷过度等病变时,可发生心肌能量代谢障碍,都可引起心肌收缩减弱。心肌收缩与舒张是一个主动耗能的过程,ATP 是心肌唯一可利用的能量形式。钙离子的转运和肌丝滑动都需要 ATP。而 ATP 的来源,一是线粒体内物质氧化分解;二是糖酵解(极少)。心肌能量代谢障碍,产生 ATP 的能力下降,ATP 利用活性受损,心肌收缩力降低。心衰早期,脂肪酸氧化率正常或增加,葡萄糖摄取和糖酵解可能加速,心肌细胞处于代偿状态。心衰晚期,脂肪酸氧化作用受损,主要的心肌能源从脂肪酸 β-氧化变为糖酵解,心肌能量缺失。

心肌能量代谢药物治疗:药物在不明显改变心率、血压和冠状动脉血流的前提下,通过改善能量代谢过程,使心肌细胞能获得更多的能量物质,来满足细胞保持完整性,实现心肌细胞生理功能需要的一种方法。药物左卡尼汀(肉毒碱),促进脂肪酸的 β-氧化,缩小心梗面积,减轻心室重构。抗心律失常,减少室颤,改善心脏功能。能量代谢治疗的意义,延长缺血心肌坏死进程,为心肌血运重建治疗争取宝贵的时间;减少缺血后心肌再灌注损伤,促进心功能恢复。

（六）酮体的生成与利用

酮体(acetone bodies)是脂肪酸在肝脏进行正常分解代谢所生成的特殊中间产物,包括乙酰乙酸(acetoacetic acid,约占 30%),β-羟丁酸(β-hydroxybutyric acid,约占70%)和极少量的丙酮(acetone)。正常人血液中酮体含量极少,因为人和动物体内所需要的能量主要由糖类氧化供给。只有当糖类代谢发生障碍,引起供能不足时才由脂肪和蛋白质来供能。在某些生理情况(饥饿、禁食)或病理情况下(如糖尿病),糖的来源或氧化供能障碍,脂肪动员增强,脂肪酸就成了人体的主要供能物质。若肝中合成酮体的量超过肝外组织利用酮体的能力,两者之间失去平衡,血中浓度就会过高,导致酮血症(acetonemia)和酮尿症(acetonuria)。乙酰乙酸和 β-羟丁酸都是酸性物质,因此酮体在体内大量堆积还会引起酸中毒。

1. 酮体的生成　酮体在肝生成酮体生成以脂肪酸 β-氧化生成的乙酰辅酶 A 为原

料,在肝线粒体由酮体合成酶系催化完成(图1-6)。

(1) 2分子乙酰辅酶A缩合成乙酰乙酰辅酶A:由乙酰乙酰辅酶A硫解酶(thiolase)催化,释放1分子CoASH。

(2) 乙酰乙酰辅酶A与乙酰辅酶A缩合成HMG-CoA:由羟基甲基戊二酸单酰CoA合酶(HMG-CoA synthase)催化,生成羟基甲基戊二酸单酰CoA(3-hydroxy-3-methyl glutaryl CoA,HMG-CoA),释放出1分子CoA。

(3) HMG-CoA裂解产生乙酰乙酸:在HMG-CoA裂解酶(HMG-CoA lyase)作用下完成,生成乙酰乙酸和乙酰辅酶A。

(4) 乙酰乙酸还原成β-羟丁酸:由NADH供氢,在β-羟丁酸脱氢酶(β-hydroxybutyrate dehydrogenase)催化下完成。少量乙酰乙酸转变成丙酮。

2. 酮体的利用 酮体在肝外组织氧化利用肝组织有活性较强的酮体合成酶系,但缺乏利用酮体的酶系。肝外许多组织具有活性很强的酮体利用酶,能将酮体重新裂解成乙酰辅酶A,通过柠檬酸循环彻底氧化。所以,肝内生成的酮体需经血液运输至肝外组织氧化利用(图1-6)。

(1) 乙酰乙酸利用需先活化:乙酰乙酸活化有两条途径。在心、肾、脑及骨骼肌线粒体,由琥珀酰CoA转硫酶(succinyl CoA thiophorase)催化生成乙酰乙酰辅酶A。

在肾、心和脑线粒体,由乙酰乙酸硫激酶(acetoacetate thiokinase)催化,直接活化生成乙酰乙酰辅酶A。

(2) 乙酰乙酰辅酶A硫解生成乙酰辅酶A:由乙酰乙酰辅酶A硫解酶(acetoacetyl CoA thiolase)催化。

$$CH_3COCH_2COSCoA \xrightarrow[CoASH]{\text{乙酰乙酰辅酶A硫解酶}} 2CH_3COSCoA$$

酮体的利用是先在β-羟丁酸脱氢酶催化下,脱氢生成乙酰乙酸,再转变成乙酰辅酶A被氧化。正常情况下,丙酮生成量很少,可经肺呼出。

3. 酮体生成的生理与病理意义 由于血-脑屏障的存在,除葡萄糖和酮体外的物质无法进入脑为脑组织提供能量。酮体溶于水,分子小,还能通过血-脑屏障、肌组织的毛细血管壁,很容易被运输到肝外组织。长链脂肪酸穿过线粒体内膜需要载体肉毒碱转运,脂肪酸在血中转运需要与白蛋白结合生成脂酸白蛋白,而酮体通过线粒体内膜以及在血中转运并不需要载体。酮体易利用。脂肪酸活化后进入β-氧化,每经4步反应才能生成1分子乙酰辅酶A,而乙酰乙酸活化后只需1步反应就可以生成2分子乙酰辅酶A,β-羟丁酸的利用仅比乙酰乙酸多1步氧化反应。因此酮体极易利用。当葡萄糖供应充足时,脑组织优先利用葡萄糖氧化供能;长期饥饿时,糖供应不足,酮体可以代替葡萄糖,饥饿时酮体可占脑能量来源的25%~75%。

正常情况下,血中仅含少量酮体,为0.03~0.5 mmol/L(0.3~5 mg/dL)。在饥饿或糖尿病时,由于脂肪动员加强,酮体生成增加。严重糖尿病患者血中酮体含量可高出正常人数十倍,导致酮症酸中毒(ketoacidosis)。血酮体超过肾阈值,便可随尿排出,引起

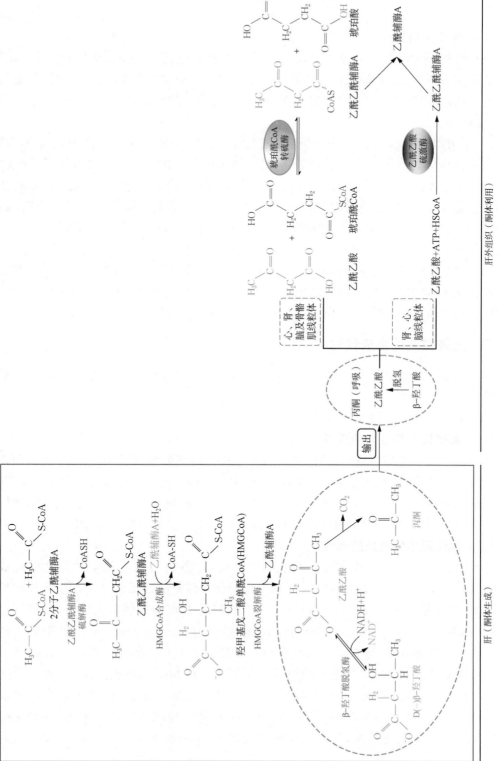

图 1-6 酮体的生成与利用

酮尿(ketonuria)。此时,血丙酮含量也大大增加,通过呼吸道排出,产生特殊的"烂苹果气味"。

4. 酮体生成的调节

(1)饱食及饥饿的影响:饱食后,胰岛素分泌增加,脂解作用抑制、脂肪动员减少,进入肝的脂肪酸减少,因而酮体生成减少。饥饿时,胰高血糖素等脂解激素分泌增多,脂肪酸动员加强,血中游离脂肪酸浓度升高而使肝摄取游离脂肪酸增多,有利于脂肪酸β-氧化及酮体生成。

(2)肝细胞糖原含量及代谢的影响:进入肝细胞的游离脂肪酸主要有两条去路。一是在胞液中酯化合成三酰甘油及磷脂;二是进入线粒体内进行β-氧化,生成乙酰辅酶A及酮体。饱食及糖供给充足时,肝糖原丰富,糖代谢旺盛,此时进入肝细胞的脂肪酸主要酯化3-磷酸甘油反应生成三酰甘油及磷脂。饥饿或糖供给不足时,糖代谢减少,3-磷酸甘油及ATP不足,脂肪酸酯化减少,主要进入线粒体进行β氧化,酮体生成增多。

(3)丙二酰CoA抑制脂酰CoA进入线粒体:饱食后糖代谢正常进行时所生成的乙酰辅酶A及柠檬酸能变构激活乙酰辅酶A羧化酶,促进丙二酰CoA的合成。后者能竞争性抑制肉碱脂酰转移酶Ⅰ,从而阻止脂酰CoA进入线粒体内进行β-氧化。

二、三酰甘油的合成代谢

脂肪组织和肝脏是体内合成三酰甘油的主要场所。其他组织如肾、脑、肺、乳腺等部位均能合成三酰甘油。

合成三酰甘油的原料是磷酸甘油和脂肪酸。

(一)脂肪酸生物合成的原料

脂肪酸合成的直接原料是乙酰辅酶A,凡是在体内能分解成乙酰辅酶A的物质都能合成脂肪酸,葡萄糖就是乙酰辅酶A最主要的来源。软脂酸合成还需ATP、NADPH、HCO_3^- 及 Mn^{2+} 等原料。NADPH主要来自磷酸戊糖途径,在上述乙酰辅酶A转运过程中,细胞质苹果酸酶催化苹果酸氧化脱羧也可提供少量NADPH。

(二)脂肪酸生物合成的部位

饱和脂肪酸的生物合成主要在细胞质中进行,乙酰辅酶A在胞质中脂肪酸合成酶系的催化下,合成十六碳的软脂酸。而饱和脂肪酸碳链的延长(16C以上)则在线粒体和微粒体中进行,每次延长2个碳原子。乙酰辅酶A在线粒体内生成,它不能透过线粒体膜,穿出线粒体膜要通过柠檬酸-丙酮酸循环(citrate-pyruvate cycle)完成。在此循环中,乙酰辅酶A与草酰乙酸结合成柠檬酸,后者通过线粒体内膜的载体进入胞质中,乙酰基经胞质ATP柠檬酸裂解酶作用再从柠檬酸中释放出来,与胞质中的CoA结合用以合成脂肪酸。柠檬酸脱去2个碳原子变成草酰乙酸,草酰乙酸可脱氢变为苹果酸进入线粒体再氧化成草酰乙酸,后者又可与线粒体中的乙酰辅酶A缩合成柠檬酸,重复上述过程,使线粒体中乙酰辅酶A不断进入胞质进而合成脂肪酸(图1-7)。

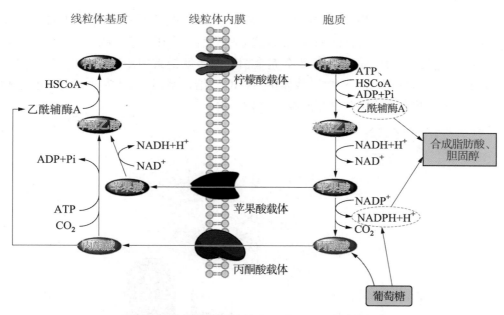

图 1-7　线粒体中乙酰辅酶 A 进入胞质合成脂肪酸

（三）丙二酰 CoA 的合成

乙酰辅酶 A 首先由乙酰辅酶 A 羧化酶（acetyl CoA carboxylase）催化生成丙二酰 CoA，生物素是此酶的辅基。

$$\text{ATP} + \text{HCO}_3^- + 乙酰辅酶 A \xrightarrow{\text{乙酰辅酶 A 羧化酶}} 丙二酰 CoA + ADP + H_3PO_4$$

由乙酰辅酶 A 羧化酶催化的反应为脂肪酸合成过程中的限速步骤。乙酰辅酶 A 羧化酶存在于胞液中，其辅基为生物素，在反应过程中起到携带和转移羧基的作用。该反应机制类似于其他依赖生物素的羧化反应，如催化丙酮酸羧化成为草酰乙酸的反应等。乙酰辅酶 A 羧化酶为一别构酶，在变构效应剂的作用下，其无活性的单体与有活性的多聚体（有活性多聚体通常由 10～20 个单体线状排列构成）之间可以互变。柠檬酸与异柠檬酸可促进单体聚合成多聚体，增强酶活性；而长链脂肪酸可加速乙酰辅酶 A 羧化酶多聚体的解聚，从而抑制该酶活性。乙酰辅酶 A 羧化酶还可通过依赖于 cAMP 的磷酸化及去磷酸化共价修饰来调节酶活性。此酶经磷酸化后活性丧失，如胰高血糖素及肾上腺素等能促进这种磷酸化作用，从而抑制脂肪酸合成；而胰岛素则能促进酶的去磷酸化作用，故可增强乙酰辅酶 A 羧化酶活性，加速脂肪酸合成。

同时，乙酰辅酶 A 羧化酶也是诱导酶，长期高糖低脂饮食能诱导此酶生成，促进脂肪酸合成；反之，高脂低糖饮食能抑制此酶合成，从而降低脂肪酸的生成。

（四）软脂酸生物合成过程

软脂酸（palmitic acid）是 16 碳的饱和脂肪酸，由 1 分子乙酰辅酶 A 和 7 分子丙二酰辅酶 A 在脂肪酸合成酶的催化下，由 $NADPH + H^+$ 为供氢体，经过缩水、还原、脱水和再还原等步骤，每次延长 2 个碳原子，最后合成软脂酸。哺乳动物脂肪酸合成酶具有 7

种酶活性:丙二酰单酰转移酶、β-酮脂酰合成酶、β-酮脂酰还原酶、α,β烯脂酰水化酶、α,β烯脂酰还原酶、脂酰转移酶和硫酯酶,这 7 种酶活性性均在 1 条多肽链上,由 1 个基因编码,属多功能酶。酶单体无活性,2 个完全相同的多肽链首尾相连组成的二聚体才具有酶活性。每个亚基均有 1 个酰基载体蛋白(ACP)结构域,其辅基为 4′-磷酸泛酰氨基乙硫醇,作为脂肪酸合成中脂酰基的载体(图 1-8)。

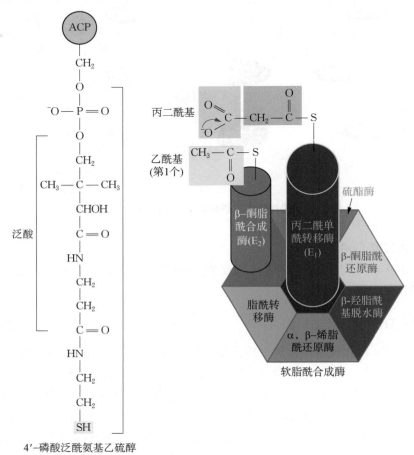

图 1-8 软脂酰合成酶的组成及功能部位

1. 酰基转移反应 乙酰辅酶 A 和丙二酰辅酶 A 分别从 CoA 转移到 ACP,形成乙酰 ACP 和丙二酰 ACP,然后乙酰基再从 ACP 转移到 β-酮脂酰合成酶的半胱氨酸的巯基上(图 1-8)。

$$乙酰-S-CoA+ACP-SH \longrightarrow 乙酰-S-ACP+CoA-SH$$
$$乙酰-S-ACP+合成酶-SH \longrightarrow 乙酰-S-合成酶+ACP-SH$$

2. 缩合反应 缩合反应是 β-酮脂酰合成酶巯基上的乙酰基与丙二酰 ACP 缩合生成 β-酮脂酰 ACP 的过程。

3. 一次还原反应 β-酮脂酰 ACP 由 β-酮脂酰还原酶催化,由 NADPH+H$^+$提供

氢还原成 β-羟脂酰 ACP。

4. 脱水反应　生成的 β-羟脂酰 ACP 再由 β-羟脂酰 ACP 脱水酶催化脱水,生成 α,β-烯脂酰 ACP。

5. 第二次还原反应　烯脂酰 ACP 由烯脂酰 ACP 还原酶催化,由 NADPH＋H^+ 提供氢还原成饱和的脂酰 ACP。

丁酰- ACP 是脂肪酸合酶复合体催化合成的第 1 轮产物。通过这一轮反应,即酰基转移、缩合、还原、脱水、再还原等步骤,产物碳原子由 2 个增加至 4 个。然后,丁酰由 E_1 -泛- SH(即 ACP 的- SH)转移至 E_2 -半胱- SH,E_1 -泛- SH 又可与另一丙二酸单酰基结合,进行缩合、还原、脱水、再还原等步骤的第 2 轮循环。经 7 次循环后,生成 16 碳软脂酰- E_2;由硫酯酶水解,软脂酸从脂肪酸合酶复合体释放(图 1 - 9)。

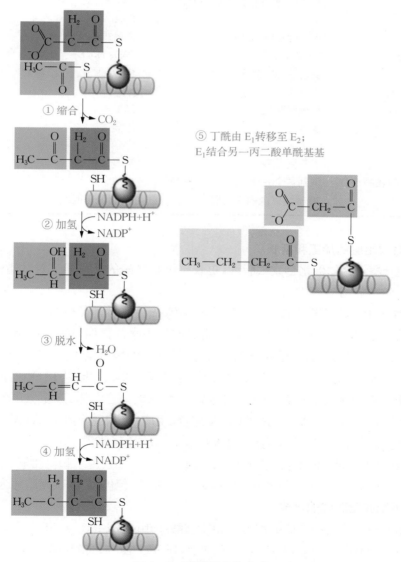

图 1 - 9　软脂酸生物合成

软脂酸合成的总反应式为：

$$CH_3COSCoA + 7HOOCCH_2COSCoA + 14NADPH + 14H^+ \longrightarrow$$
$$CH_3(CH_2)_{14}COOH + 7CO_2 + 6H_2O + 8HSCoA + 14NADP^+$$

脂肪酸合成与脂肪酸氧化途径不同，表1-1说明脂肪酸合成与脂肪酸氧化的诸多不同之处。

表1-1　脂肪酸合成与脂肪酸氧化差异

	脂 肪 酸 合 成	脂 肪 酸 氧 化
细胞中部位	细胞质	线粒体
酶系	7种酶，多酶复合体或多酶融合体	4种酶分散存在
酰基载体	ACP	CoA
二碳片段	丙二酸单酰CoA	乙酰辅酶A
电子供体（受体）	NADPH	FAD、NAD
循环	缩合、还原、脱水、还原	氧化、水合、氧化、硫解
β-羟脂酰基构型	D型	L型
底物穿梭机制	柠檬酸穿梭	脂酰肉碱穿梭
对HCO_3^-及柠檬酸的要求	要求	不要求
方向	甲基到羧基	羧基到甲基
能量变化（软脂酸为例）	消耗7个ATP及14个NADPH	生成7个$FADH_2$及7个NADH-2ATP
产物	16碳酸以内的脂肪酸	18碳酸可彻底降解

（五）对软脂酸的加工和延长

脂肪酸合酶复合体催化合成软脂酸，更长碳链脂肪酸的合成通过对软脂酸加工、延长完成。

1. 内质网脂肪酸延长途径　以丙二酸单酰CoA为二碳单位供体，该途径由脂肪酸延长酶体系催化，NADPH供氢，每通过缩合、加氢、脱水及再加氢等反应延长2个碳原子；反复进行可使碳链延长。过程与软脂酸合成相似，但脂酰基不是以ACP为载体，而是连接在CoASH上进行。该酶体系可将脂肪酸延长至24碳，但以18碳硬脂酸为主。

2. 线粒体脂肪酸延长途径　以乙酰辅酶A为二碳单位供体，该途径在脂肪酸延长酶体系作用下，软脂酰CoA与乙酰辅酶A缩合，生成β-酮硬脂酰CoA；再由NADPH供氢，还原为β-羟硬脂酰CoA；接着脱水生成α，β-烯硬脂酰CoA。最后，烯硬脂酰CoA由NADPH供氢，还原为硬脂酰CoA。通过缩合、加氢、脱水和再加氢等反应，每轮循环延长2个碳原子；一般可延长至24或26个碳原子，但仍以18碳硬脂酸为最多。

（六）不饱和脂肪酸的合成

上述脂肪酸合成途径合成的均为饱和脂肪酸（saturated fatty acid）。人体含不饱和脂肪酸（unsaturated fatty acid），主要有软油酸（16：1，$\triangle^9$）、油酸（18：1，$\triangle^9$）、亚油酸

$(18:2，\triangle^{9,12})$，α-亚麻酸$(18:3，\triangle^{9,12,15})$及花生四烯酸$(20:4，\triangle^{5,8,11,14})$等。由于只含$\triangle^4$，$\triangle^5$，$\triangle^8$及$\triangle^9$去饱和酶（desaturase），缺乏$\triangle^9$以上去饱和酶，人体只能合成软油酸和油酸等单不饱和脂肪酸（monounsaturated fatty acids），不能合成亚油酸、α-亚麻酸及花生四烯酸等多不饱和脂肪酸（polyunsaturated fatty acids）。植物因含有$\triangle^9$，$\triangle^{12}$及$\triangle^{15}$去饱和酶，能合成$\triangle^9$以上多不饱和脂肪酸。人体所需多不饱和脂肪酸必须从食物（主要是从植物油脂）中摄取。

（七）脂肪酸合成的调节

乙酰辅酶 A 羧化酶催化的反应是脂肪酸合成的限速步骤，很多因素都可影响此酶活性，从而改变脂肪酸合成速度。脂肪酸合成过程中其他酶，如脂肪酸合成酶、柠檬酸裂解酶等也可被调节。

1. **代谢物的调节**　在高脂膳食后，或因饥饿导致脂肪动员加强时，细胞内软脂酰 CoA 增多，可反馈抑制乙酰辅酶 A 羧化酶，从而抑制体内脂肪酸合成。而进食糖类，糖代谢加强时，由糖氧化及磷酸戊糖循环提供的乙酰辅酶 A 及 NADPH 增多。这些合成脂肪酸的原料的增多有利于脂肪酸的合成。此外，糖氧化加强的结果，使细胞内 ATP 增多，进而抑制异柠檬酸脱氢酶，造成异柠檬酸及柠檬酸堆积，在线粒体内膜的相应载体协助下，由线粒体转入胞液，可以别构激活乙酰辅酶 A 羧化酶。同时本身也可裂解释放乙酰辅酶 A，增加脂肪酸合成的原料，使脂肪酸合成增加。

2. **激素的调节**　胰岛素、胰高血糖素、肾上腺素及生长素等均参与对脂肪酸合成的调节。胰岛素能诱导乙酰辅酶 A 羧化酶、脂肪酸合成酶及柠檬酸裂解酶的合成，从而促进脂肪酸的合成。此外，还可通过促进乙酰辅酶 A 羧化酶的去磷酸化而使酶活性增强，也使脂肪酸合成加速。胰高血糖素等可通过增加 cAMP，致使乙酰辅酶 A 羧化酶磷酸化而降低活性，因此抑制脂肪酸的合成。此外，胰高血糖素也抑制三酰甘油合成，从而增加长链脂酰 CoA 对乙酰辅酶 A 羧化酶的反馈抑制，也使脂肪酸合成被抑制。

三、三酰甘油的合成

（一）合成部位及原料

人体合成三酰甘油的场所，以肝、脂肪组织及小肠为主。其中肝和脂肪组织合成三酰甘油所需甘油及脂肪酸主要由糖代谢中间产物提供，也可利用从食物脂肪消化吸收的产物进行合成。

（二）合成过程

1. **单酰甘油途径**　这是小肠黏膜细胞合成脂肪的途径，由单酰甘油和脂肪酸合成三酰甘油。小肠黏膜细胞则主要利用脂肪消化吸收产物再合成三酰甘油。常把肝合成的三酰甘油称为内源性三酰甘油，而把小肠黏膜细胞合成的三酰甘油称为外源性三酰甘油。

2. **二酰甘油途径**　这是存在于肝细胞和脂肪细胞中的合成途径。脂肪细胞缺乏甘油激酶因而不能利用游离甘油，只能利用葡萄糖代谢提供的 3-磷酸甘油。三酰甘油是以 α-磷酸甘油和脂酰 CoA 为原料，在细胞内质网的脂酰辅酶 A 转移酶的作用下，催化

1 分子 α-磷酸甘油和 2 分子脂酰 CoA 合成磷脂酸。磷脂酸在磷脂酸磷酸酶的作用下脱去磷酸,生成二酰甘油。然后在脂酰 CoA 转移酶的作用下,二酰甘油再与 1 分子脂酰 CoA 合成三酰甘油(图 1-10)。

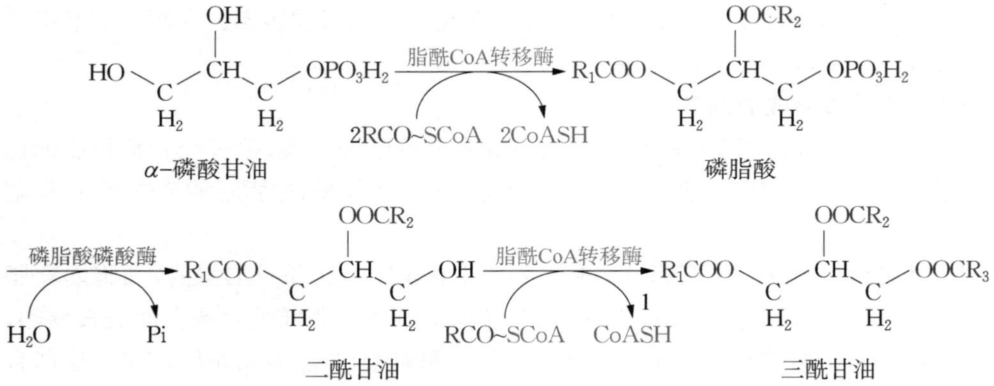

图 1-10　二酰甘油途径

第二节　胆固醇代谢

一、胆固醇的合成与调节

胆固醇是具有环戊烷多氢菲烃核及含一个羟基的醇,在人体内主要以游离胆固醇(free cholesterol,FC),亦称非酯化胆固醇(unesterified cholesterol),和胆固醇酯(cholesterol ester,CE)两种形式存在,广泛分布于各组织,约 1/4 分布在脑及神经组织,约占脑组织 20%。肾上腺、卵巢等类固醇激素分泌腺胆固醇含量达 1%～5%。肝、肾、肠等内脏及皮肤、脂肪组织,每 100 g 组织含胆固醇为 200～500 mg,以肝最多。肌组织含量为每 100 g 组织 100～200 mg。人体胆固醇来源除从食物中摄取外,主要由体内合成。

(一) 合成部位

肝是合成胆固醇的主要场所,占全身合成总量的 3/4 以上。肝不仅合成胆固醇的速度快,而且又能快速地以脂蛋白形式输送到血液中,其他组织如肠壁组织、皮肤、肾上腺皮质、性腺甚至动脉管壁等均能合成少量胆固醇。人体每天合成胆固醇 1 g 左右。胆固醇合成酶系存在于细胞的胞液及内质网中,因此胆固醇合成主要在这两个部位进行。

(二) 合成原料

乙酰辅酶 A 是合成胆固醇的直接原料。乙酰辅酶 A 来自线粒体糖的有氧氧化及脂肪酸 β-氧化,线粒体内的乙酰辅酶 A 通过柠檬酸-丙酮酸循环进入胞液。胆固醇合成还需供氢体 NADPH+H$^+$、供能物质为 ATP。实验证明合成 1 分子胆固醇需要 18 分子乙酰辅酶 A、36 分子 ATP 及 16 分子 NADPH＋H$^+$。

（三）合成基本过程

胆固醇合成过程复杂，有近 30 步酶促反应，大致可划分为 3 个阶段。

1. 甲羟戊酸的合成　2 分子乙酰辅酶 A 先缩合成乙酰乙酰辅酶 A，再与另 1 分子乙酰辅酶 A 缩合成 β-羟-β-甲基戊二酰 CoA（HMGCoA），再经 HMG - CoA 还原酶（HMG - CoA reductase）的催化，由 NADPH 供氢还原为甲羟戊酸（mevalonic acid, MVA）。HMGCoA 是胆固醇和酮体合成的重要中间产物，而 HMG - CoA 还原酶存在于胞质，是胆固醇合成的关键酶，所以胞质中的 HMGCoA 用于合成胆固醇。而肝线粒体中的 HMGCoA 用于合成酮体。

2. 鲨烯的合成　甲羟戊酸 MVA(6C)首先由 ATP 供能，在胞液一系列酶的催化下脱羧及磷酸化生成活泼的异戊烯焦磷酸(5C)和二甲基丙烯焦磷酸(5C)。然后 2 分子异戊烯焦磷酸与 1 分子二甲基丙烯焦磷酸进一步缩合成 15C 的焦磷酸法尼酯。2 分子焦磷酸法尼酯在内质网鲨烯合酶的作用下，再缩合、还原成 30C 多烯烃-鲨烯（squalene）。

3. 胆固醇的生成　鲨烯为含 30 个碳原子的多烯烃。经内质网单加氧酶、环化酶等催化，环化成羊毛固醇，再经氧化、脱羧、还原等反应，脱去 3 个甲基，生成 27 碳胆固醇（图 1-11）。

（四）胆固醇合成的调节

1. HMG - CoA 还原酶活性的昼夜节律性　动物实验发现，大鼠肝胆固醇合成有昼夜节律性，午夜最高，中午最低。进一步研究发现，肝 HMG - CoA 还原酶活性也有昼夜节律性，午夜最高，中午最低。可见，胆固醇合成的周期节律性是 HMG - CoA 还原酶活性周期性改变的结果。

2. 饥饿与饱食　饥饿与禁食可抑制肝合成胆固醇；相反，进食高糖、高饱和脂肪膳食后，肝 HMG - CoA 还原酶活性增加，胆固醇的合成增加。

3. 细胞胆固醇含量的影响　肝细胞胆固醇可反馈抑制肝脏合成胆固醇，它主要抑制 HMG - CoA 还原酶的合成。此外，胆固醇的代谢产物，如 7β 羟胆固醇和 25 羟胆固醇对 HMG - CoA 还原酶有较强的抑制作用。

4. 激素调节　胰岛素和甲状腺素能诱导肝 HMG - CoA 还原酶的合成，从而增加胆固醇的合成。胰高血糖素和皮质醇能抑制并降低 HMG - CoA 还原酶的活性，因而减少胆固醇的合成。甲状腺素还可促进胆固醇在肝脏内转变成胆汁酸，因此甲状腺功能亢进时，患者血清胆固醇含量反见下降。

5. HMG - CoA 还原酶抑制剂　能够抑制胆固醇合成关键酶 HMG - CoA 还原酶的他汀类药物是一组新的降脂药，有洛伐他汀、美伐他汀、氟伐他汀及辛伐他汀等。此类药物作为 HMG - CoA 还原酶的抑制剂，能使酶活性降低，以减少内源性胆固醇合成。

二、胆固醇的转化

胆固醇的环戊烷多氢菲母核在体内不能氧化分解，只能在其侧链发生氧化，所以体内胆固醇不能彻底氧化分解成 CO_2 和水，只能转变成其他的生理活性物质，参与代谢及

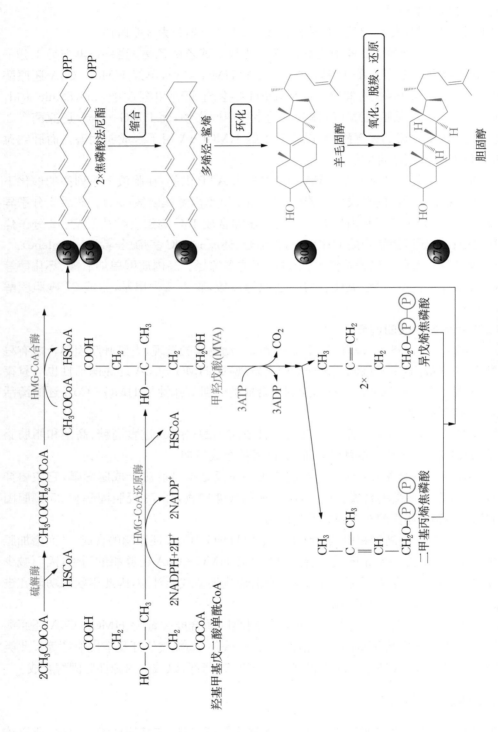

图 1 - 11　胆固醇合成路径

调节,或排出体外。

（一）转变为胆汁酸

胆固醇在肝中转变成胆汁酸（bile acid）是体内胆固醇的主要去路,每天生成 $0.4\sim$ $0.6\,g$。胆固醇通过 7α -羟化酶催化而生成 7α -羟胆固醇,然后再经 3α -及 12α -羟化。最后经侧链裂解成 24C 的初级游离型胆汁酸。7α -羟化酶为胆汁酸生成的限速酶。

（二）胆固醇转变为类固醇激素

肾上腺皮质球状带,束状带及网状带细胞可以胆固醇为原料分别合成醛固酮、皮质醇及雄激素等。睾丸间质细胞以胆固醇为原料合成睾丸酮,卵巢的卵泡内膜细胞可以胆固醇为原料合成雌二醇,卵巢的黄体及胎盘可利用胆固醇合成孕酮,属孕激素。

（三）转化为 7-脱氢胆固醇

在皮肤,胆固醇可被氧化为 7-脱氢胆固醇,后者经紫外线照射形成维生素 D_3。维生素 D_3 经肝细胞微粒体 25-羟化酶催化而形成 25-羟维生素 D_3。经过血浆转运,在肾中进一步羟化,形成具有生理活性的 1,25-二羟维生素 D_3,促进钙磷吸收及成骨作用。

（四）胆固醇的排泄

胆汁排出及肠黏膜细胞脱落而进入肠腔的胆固醇,随同食物胆固醇吸收,凡未被肠道吸收的大部分在肠道细菌的作用下,转变为粪固醇排出体外。

三、胆固醇在阿尔茨海默症发病进程中的作用

阿尔茨海默症（Alzheimer Disease，AD）是一种神经退行性疾病,与 β-淀粉样肽的异常聚集有关。越来越多的证据显示,胆固醇在阿尔茨海默症发病进程中发挥作用。很多证据表明 Aβ42 可溶性的寡聚体的神经毒性最强,很可能是阿尔茨海默症发病的关键因素。最近研究发现,含胆固醇的脂质膜可以通过异相成核过程（异相成核是指高分子被吸附在固体杂质表面或溶体中存在未破坏的晶种表面而形成晶核的过程）将 Aβ42 初始成核的速率提高 20 倍,从而促进 Aβ42 聚集。胆固醇显著增强 Aβ42 开始聚集的特殊微观信号通路,将帮助我们更深入地了解阿尔茨海默症和胆固醇稳态失衡之间的关系。尸检研究发现,阿尔茨海默症大脑的胆固醇明显高于正常大脑,而且胆固醇特别积聚在阿尔茨海默症大脑的斑块中。曾经认为大脑中的胆固醇库与血液中的胆固醇库是分开的,但现在越来越多的证据表明并非如此。例如,低密度脂蛋白-胆固醇（LDL-C）,可能能够穿过血-脑屏障进入大脑（图 1-12）。最近研究发现:正电子发射断层扫描（PET）大脑,可以将血液中的 LDL-C 含量与脑内淀粉样蛋白堆积量直接联系起来。添加胆固醇使得脑细胞更多地形成构成阿尔茨海默症斑块的淀粉样蛋白,而去除胆固醇可以降低从细胞释放的淀粉样蛋白的水平。在高胆固醇环境中,淀粉样蛋白降解效率也较低。可以看到淀粉样蛋白纤维在胆固醇微晶体上和周围的聚集。胆固醇一旦进入大脑,会经历自动氧化,导致剧毒自由基的形成。因此,血液中的高胆固醇水平被认为增加阿尔茨海默症的风险,它不仅引起动脉粥样硬化和阻碍血液流动,而且还可能直接影响大脑内的神经系统的退化。新的研究采用特别设计的磁共振成像（MRI）技术,用来观测 16 位早期阿尔茨海默症患者与 17 位同年龄的健康人,比较其血-脑屏障泄漏的情况。

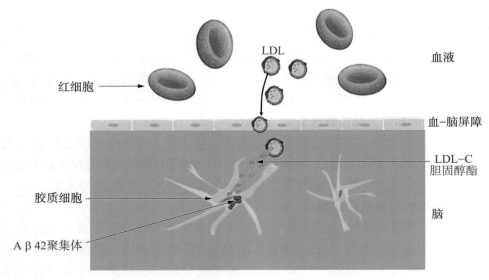

图 1‐12　含胆固醇的脂蛋白进入血‐脑屏障促进 Aβ42 聚集模式图

结果发现,早期阿兹海默症患者血‐脑屏障的障壁能力显着较差,有较多不该通过血‐脑屏障的物质出现在脑部。而且,参与研究的患者中,有越多的泄漏物进入脑灰质部的话,记忆测验与其他心智能力的就会越糟糕。未来,如果血‐脑屏障与阿尔茨海默症之间的关系有更明确的确认话的,或许可设法避免血‐脑屏障受损,就是个能用来预防此病的方法了。

第三节　血浆脂蛋白代谢

一、血脂与血浆脂蛋白

血浆脂质包括三酰甘油、磷脂、胆固醇及其酯和游离脂肪酸等。磷脂主要有卵磷脂(即磷脂酰胆碱,约70%)、神经鞘磷脂(约20%)及脑磷脂(磷脂酰乙醇胺与磷脂酰丝氨酸的总称,约10%)。血脂有2种来源,外源性脂质从食物摄取入血,内源性脂质由肝细胞、脂肪细胞及其他组织细胞合成后释放入血。血脂不如血糖恒定,受膳食、年龄、性别、职业以及代谢等影响,波动范围较大。血液中的脂质成分主要以脂蛋白(lipoprotien)的形式存在,所以血浆脂蛋白是血脂的运输及代谢形式。

不同的脂蛋白所含脂质和蛋白成分及含量各异,其理化性质如密度、颗粒大小、表面电荷、电泳行为,免疫学性质及生理功能均有不同(表1‐2)。

可用电泳法和超速离心法将脂蛋白分为不同种类(图1‐13)。

1. 电泳分类法　各种脂蛋白中载脂蛋白在相同 pH 溶液中虽然都带负电荷,但因各种脂蛋白中载脂蛋白的种类和含量不同,所带电荷不同,在电场中迁移率不同,根据迁移率从快到慢依次为 α-脂蛋白(α-lipoprotein)、前 β-脂蛋白(pre-β-lipoprotein)、β-脂蛋白(β-lipoprotein),乳糜微粒(CM)在原点不动。

表 1-2　脂蛋白的分类、组成、合成部位和生理功能

密度法分类	电泳法分类	密度	颗粒直径/nm	化学组成/%				合成部位	功能
				蛋白质	三酰甘油	胆固醇	磷脂		
乳糜微粒	乳糜微粒	<0.96	80~500	0.5~2	80~95	1~5	5~7	小肠黏膜细胞	转运外源三酰甘油及胆固醇
极低密度脂蛋白	前 β-脂蛋白	0.96~1.006	25~80	5~10	50~70	15	15	肝细胞	转运内源三酰甘油及胆固醇
低密度脂蛋白	β-脂蛋白	1.006~1.063	20~25	20~25	10	45~50	20	血浆	转运内源性胆固醇
高密度脂蛋白	α-脂蛋白	1.063~1.210	5~17	50	5	20	25	肝、肠、血浆	将残余胆固醇运回肝脏

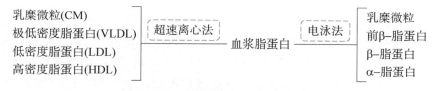

图 1-13　血浆脂蛋白的分类方法

2. 超速离心法　按密度对血浆脂蛋白分类,不同脂蛋白因含脂质和蛋白质种类和数量不同,密度不一样。将血浆在一定密度盐溶液中超速离心,脂蛋白会因密度不同而漂浮或沉降,通常用 Svedberg 漂浮率(S_f)表示脂蛋白上浮或下沉特性。在 26℃、密度为 1.063 的 NaCl 溶液、每秒每达因克离心力的力场中,上浮 10^{-13} cm 为 1 S_f 单位,即 $1 S_f = 10^{-13}$ cm/(s·10^{-5}N·g)。乳糜微粒含脂最多,密度最小,易上浮;其余脂蛋白按密度由小到大依次为极低密度脂蛋白(very low density lipoprotein,VLDL)、低密度脂蛋白(low density lipoprotein,LDL)和高密度脂蛋白(high density lipoprotein,HDL)。

人血浆还有中密度脂蛋白(intermediate desity lipoprotein,IDL)和脂蛋白(a)[lipoprotein(a),Lp(a)]。IDL 是 VLDL 在血浆中向 LDL 转化的中间产物,组成及密度介于 VLDL 及 LDL 之间。Lp(a)的脂质成分与 LDL 类似,蛋白质成分中,除含 1 分子载脂蛋白 B100 外,还含 1 分子载脂蛋白(a)[apolipoprotein(a)],是一类独立脂蛋白,由肝产生,不转化成其他脂蛋白。流行病学研究显示,Lp(a)是致动脉粥样硬化的独立风险因素。因蛋白质及脂质含量不同,HDL 还可分成亚类,主要有 HDL_2 及 HDL_3。

血浆脂蛋白是脂质与蛋白质的复合体,其中的蛋白质称为载脂蛋白,迄今已从人血浆脂蛋白分离出 20 多种载脂蛋白(apolipoprotein,Apo),主要有 Apo A、B、C、D 及 E

五大类(表1-3)。载脂蛋白在不同脂蛋白的分布及含量不同,Apo B48 是 CM 特征载脂蛋白,LDL 几乎只含 Apo B100,HDL 主要含 Apo A Ⅰ 及 Apo A Ⅱ。

表1-3 常见的人血浆载脂蛋白分布及功能

载脂蛋白	分　布	功　能
A Ⅰ	HDL	识别 HDL 受体,激活 LCAT
A Ⅱ	HDL	稳定 HDL,激活 HL
B48	CM	促进 CM 合成
B100	VLDL, LDL	识别 LDL 受体
C Ⅰ	CM, VLDL, HDL	激活 LCAT
C Ⅱ	CM, VLDL, HDL	激活 LPL
E	CM, VLDL, HDL	识别 LDL 受体
(a)	LP(a)	转运胆固醇
CETP	HDL	运输胆固醇
PTP	HDL	运输磷脂

注:CETP:胆固醇酯转运蛋白;LPL:脂蛋白脂肪酶;PTP:磷脂转运蛋白;LCAT:卵磷脂-胆固醇脂酰基转移酶;HL:肝脂肪酶

　　大多数载脂蛋白如 Apo A Ⅰ、A Ⅱ、C Ⅰ、C Ⅱ、C Ⅲ 及 E 等均具双性 α-螺旋(amphipathic α helix)结构,不带电荷的疏水氨基酸残基构成 α-螺旋非极性面,带电荷的亲水氨基酸残基构成 α-螺旋极性面。在脂蛋白表面,非极性面借其非极性疏水氨基酸残基与脂蛋白内核疏水性较强的三酰甘油及胆固醇酯以疏水键相连,极性面则朝外,与血浆的水相接触。磷脂及游离胆固醇具有极性及非极性基团,可以借助非极性疏水基团与脂蛋白内核疏水性较强的三酰甘油及胆固醇酯(CE)以疏水键相连,极性基团朝外,与血浆的水相接触。所以,脂蛋白是以 TG 及 CE 为内核,载脂蛋白、磷脂及游离胆固醇单分子层覆盖于表面的复合体,保证不溶于水的脂质能在水相的血浆中正常运输(图1-14)。脂蛋白一般呈球状,CM 及 VLDL 主要以 TG 为内核,LDL 及 HDL 则主要以 CE 为内核。

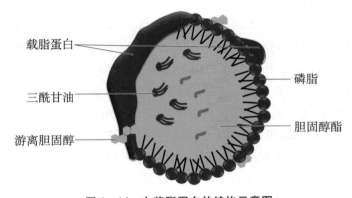

图1-14 血浆脂蛋白的结构示意图

二、血浆脂蛋白代谢

血浆脂蛋白运输脂质的路径如图 1-15 所示。

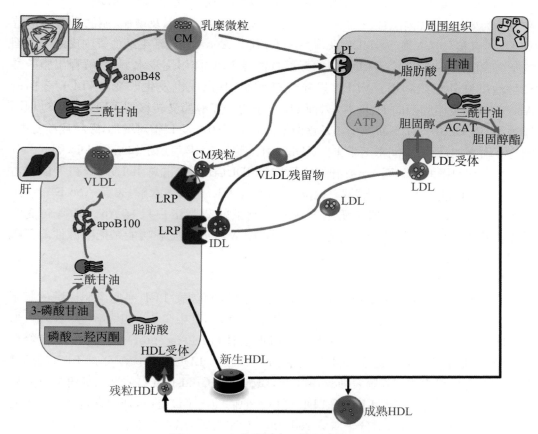

图 1-15　血浆脂蛋白运输脂质的路径

（一）乳糜微粒的代谢

乳糜微粒由小肠黏膜细胞合成。脂肪消化吸收时，由小肠黏膜细胞再合成三酰甘油，连同合成及吸收的磷脂、胆固醇以及载脂蛋白形成新生的 CM。新生 CM 经淋巴系统进入血液，从 HDL 获得 Apo C 及 E，并将部分 Apo A I、A II、A IV 转移给 HDL，成为成熟的 CM。在成熟的 CM 中 Apo C II 能够激活毛细血管内皮细胞表面的脂蛋白脂肪酶（lipoprotein lipase，LPL），使 CM 中 TG 及磷脂逐步水解，产生甘油、脂肪酸及溶血磷脂。加入 Apo C II 后，LPL 活性可增加 10～50 倍。随着 CM 内核 TG 不断被水解，释出大量脂肪酸被心肌、骨骼肌、脂肪组织及肝组织摄取利用，CM 颗粒逐步脱去三酰甘油变小，表面过多的 Apo A I、A II、A IV、C、磷脂及胆固醇离开 CM 颗粒，形成新生 HDL。CM 最后转变成富含胆固醇酯、Apo B48 及 Apo E 的 CM 残粒（remnant），经胞吞作用进入肝细胞。正常人 CM 在血浆中代谢迅速，半寿期为 5～15

分钟,因此正常人空腹 12～14 小时血浆中不含 CM。因此,乳糜微粒是运送外源性三酰甘油的主要形式。

（二）极低密度脂蛋白的代谢

VLDL 主要由肝细胞合成。肝细胞以葡萄糖生成的以及脂肪组织动员来的脂肪酸和甘油为原料,合成内源性三酰甘油,再加上 Apo B100、E 以及磷脂、胆固醇等即形成 VLDL。直接分泌入血,从 HDL 获得 Apo C,其中 Apo CⅡ 激活毛细血管内皮细胞表面的脂蛋白脂肪酶(LPL)。VLDL 中的三酰甘油经 LPL 作用逐步水解,水解释出脂肪酸和甘油供肝外组织利用。VLDL 颗粒逐渐减小,其组成也发生改变。VLDL 表面的 Apo C、磷脂及胆固醇向 HDL 转移,而 HDL 中的胆固醇酯又转移到 VLDL。该过程不断进行,VLDL 中 TG 不断减少,CE 逐渐增加,Apo B100 及 E 相对增加,颗粒逐渐变小,密度逐渐增加,形成中间密度脂蛋白(IDL),肝细胞膜 LRP 可识别和结合 IDL,因此部分 IDL 被肝细胞摄取、降解。未被肝细胞摄取的 IDL(在人约占总 IDL50%,在大鼠约占 10%),其 TG 被 LPL 及肝脂肪酶(hepatic lipase, HL)进一步水解,表面 Apo E 转移至 HDL。这样,IDL 中剩下的脂质主要是 CE,剩下的载脂蛋白只有 Apo B100 转变为 LDL。VLDL 在血液中的半寿期为 6～12 小时。VLDL 的生理功能是把内源性的三酰甘油转运到肝外组织。

（三）低密度脂蛋白的代谢

低密度脂蛋白是由极低密度脂蛋白在血浆中转变而来。LDL 是富含胆固醇的脂蛋白,正常人血浆中的胆固醇有 60%～70% 由 LDL 运输,其中 2/3 为胆固醇酯。正常人血浆 LDL,每天约 45% 被清除,其中 2/3 经 LDL 受体(LDL receptor)途径降解,1/3 经单核-巨噬细胞系统完成。血浆 LDL 半寿期为 2～4 天。LDL 受体广泛分布于肝、动脉壁细胞等全身各组织的细胞膜表面。1974 年,Brown 及 Goldstein 首先在人成纤维细胞膜表面发现了能特异性结合 LDL 的 LDL 受体。他们纯化了该受体,证明它是 839 个氨基酸残基构成的糖蛋白,相对分子质量 160 000。后来发现,LDL 受体广泛分布于全身,特别是肝、肾上腺皮质、卵巢、睾丸和动脉壁等组织的细胞膜表面,能特异性识别、结合含 Apo B100 或 Apo E 的脂蛋白,故又称 Apo B/E 受体(Apo B/E receptor)。细胞膜表面的被覆陷窝是 LDL 受体存在部位,特异性识别及结合含 Apo B100 或 Apo E 的脂蛋白。即 LDL 中的 Apo B100 被受体识别,将 LDL 结合到受体上陷窝内,其后再与膜分离形成内吞泡,在内吞泡内经膜 H^+-ATPase 作用,pH 值降低变酸,LDL 与受体分离并与溶酶体融合后,再经酶水解产生胆固醇进入运输小泡体,可参与生物膜的构成,或者又经内质网脂酰 CoA:胆固醇脂酰基转移酶(acyl CoA:cholesterol acyl transferase, ACAT)作用再酯化而蓄积(图 1-16)。游离胆固醇可以激活 ACAT;同时游离胆固醇还能抑制 LDL 受体的合成,以减少 LDL 的内吞。LDL 的主要功能是将肝合成的胆固醇转运到肝外组织。

血浆 LDL 还可被修饰成氧化型 LDL(oxidized LDL, Ox-LDL),被清除细胞即单核-巨噬细胞系统中的巨噬细胞及血管内皮细胞清除。这两类细胞膜表面有清道夫受体(scavenger receptor, SR),可与修饰 LDL 结合而清除血浆修饰 LDL。

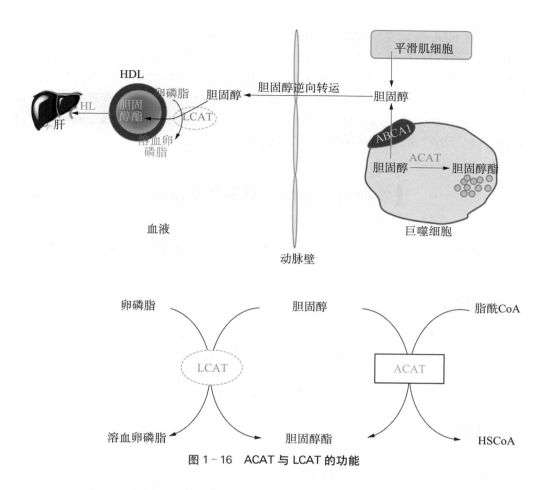

图 1-16 ACAT 与 LCAT 的功能

(四) 高密度脂蛋白的代谢

HDL 的代谢过程实际上就是胆固醇逆向转运（reverse cholesterol transport，RCT）过程。高密度脂蛋白主要由肝合成，小肠黏膜细胞也生成一小部分。RCT 第 1 步是胆固醇自肝外细胞包括动脉平滑肌细胞及巨噬细胞等部位移出，然后送至 HDL。巨噬细胞、脑、肾、肠及胎盘等组织细胞膜存在 ATP 结合盒转运蛋白 A1（ATP-binding cassette transporter A1，ABCA1），可介导细胞内胆固醇及磷脂转运至细胞外，在 RCT 中发挥重要作用。RCT 第 2 步是 HDL 所运载的胆固醇的酯化及胆固醇酯的转运。新生 HDL 从肝外细胞接受的游离胆固醇（FC），分布在 HDL 表面。HDL 入血后从 CM 中获得 ApoA，肝细胞分泌到血浆中的 LCAT，经 HDL 中的 ApoA I 的激活可使 HDL 表面卵磷脂的 2 位脂酰基转移至胆固醇 3 位羟基生成溶血卵磷脂及胆固醇酯（cholesterol ester，CE）（图 1-16）。CE 在生成后即转入 HDL 内核，表面则可继续接受肝外细胞游离胆固醇，消耗的卵磷脂也可从肝外细胞补充。该过程反复进行，HDL 内核 CE 不断增加，双脂层盘状 HDL 逐步膨胀为单脂层球状并最终转变为成熟 HDL。

HDL 主要由肝细胞降解。HDL 中的胆固醇酯的约 70% 在胆固醇酯转移蛋白 CETP 作用下由 HDL 转移至 VLDL，后者再转变成 LDL，通过 LDL 受体途径在肝被清除;20%通过 HDL 受体在肝被清除;10%由特异的 Apo E 受体在肝被清除。机体通过这种机制,还可将外周组织衰老细胞膜中的胆固醇转运至肝代谢并排出。成熟 HDL 可被肝细胞受体识别,进入肝细胞后,所含胆固醇酯分解为脂肪酸和胆固醇,后者转变为胆汁酸或通过胆汁排出体外。HDL 是血液中胆固醇及磷脂的运输形式,其主要功能是将周围组织等处的胆固醇转运到肝脏降解,它将肝外组织细胞胆固醇通过血循环转运到肝,转化为胆汁酸排出。部分胆固醇也可直接随胆汁排入肠腔。

第四节　脂质代谢紊乱及疾病

脂质代谢从消化吸收到分解合成都有可能出现异常而引起脂质代谢的紊乱,以下几种是脂质代谢紊乱所引起的病症。

一、酮血症

酮体是脂肪酸分解的正常中间产物,正常生理情况下,血中酮体含量极少,为 $0.03\sim0.5$ mmol/L($0.3\sim5$ mg/dL)。在饥饿、高脂低糖膳食及糖尿病时,脂肪酸动员加强,酮体生成增加,超过肝外组织利用的能力,引起血中酮体升高,称为酮血症;酮体为酸性物质,可导致酮症酸中毒,并随尿排出,引起酮尿,称为酮尿症。

二、脂肪肝

肝是脂质代谢重要的器官。肝中合成的脂质是以脂蛋白的形式转运至肝外,磷脂是合成脂蛋白所必不可少的原料,当磷脂在肝中合成减少时,肝中脂肪不能顺利地运出,引起脂肪在肝中堆积,称为"脂肪肝"。脂肪肝患者的肝细胞中三酰甘油占了很大空间,影响肝细胞功能,甚至引起肝细胞坏死,结缔组织增生,造成肝硬化。形成脂肪肝的主要原因有:①肝中脂肪来源过多,如高脂及高糖饮食;②肝功能障碍,此时肝脏合成脂蛋白的能力降低;③磷脂合成障碍,以致脂蛋白合成不足。

三、高脂血症

高脂血症(hyperlipidemia)是指血脂水平高于正常范围的上限。由于血脂在血中是以脂蛋白形式运输,高脂血症实际上可认为是高脂蛋白血症(hyper lipoproteinemia)。在目前临床实践中,高脂血症指血浆胆固醇或(和)三酰甘油超过正常范围上限,一般以成人空腹 $12\sim14$ 小时血浆三酰甘油超过 2.26 mmol/L(200 mg/dL),胆固醇超过 6.21 mmol/L(240 mg/dL),儿童胆固醇超过 4.14 mmol/L(160 mg/dL)为高脂血症诊断标准。

四、血浆脂蛋白代谢紊乱导致脂蛋白异常血症

(一) 不同脂蛋白的异常改变引起不同类型高脂血症

血浆脂质水平异常升高,超过正常范围上限称为高脂血症。事实上,在高脂血症血

浆中,一些脂蛋白脂质含量升高,而另一些脂蛋白脂质含量可能降低。因此,有人认为将高脂血症称为脂蛋白异常血症(dyslipoproteinemia)更为合理。世界卫生组织将脂蛋白异常血症分为5型,其中Ⅱ型又分为2个亚型(表1-4)。

表1-4 脂蛋白异常血症的分型

分 型	名 称	血浆脂蛋白改变	血 脂 变 化	
Ⅰ型	高乳糜微粒血症	CM 升高	三酰甘油↑↑↑	胆固醇↑
Ⅱa型	高β脂蛋白血症	LDL 升高		胆固醇↑↑
Ⅱb型	高β脂蛋白血症	LDL 升高	三酰甘油↑↑	胆固醇↑↑
Ⅲ型	宽β型高脂蛋白血症	IDL 升高	三酰甘油↑↑	胆固醇↑↑
Ⅳ型	高前β脂蛋白血症	VLDL 升高	三酰甘油↑↑	
Ⅴ型	高前β脂蛋白及乳糜微粒血症	CM 和 VLDL 均升高	三酰甘油↑↑↑	胆固醇↑

脂蛋白异常血症还可分为原发性和继发性两大类。原发性脂蛋白异常血症发病原因不明,已证明有些是遗传性缺陷。继发性脂蛋白异常血症是继发于其他疾病如糖尿病、肾病和甲状腺功能减退等。

(二)血浆脂蛋白代谢相关基因遗传性缺陷引起脂蛋白异常血症

现已发现,参与脂蛋白代谢的关键酶如 LPL 及 LCAT,载脂蛋白如 Apo AⅠ、Apo B、Apo CⅡ、Apo CⅢ和 Apo E,以及脂蛋白受体如 LDL 受体等的遗传性缺陷,都能导致血浆脂蛋白代谢异常,引起脂蛋白异常血症。在这些已经阐明发病分子机制的遗传性缺陷中,Brown MS 及 Goldstein JL 对 LDL 受体研究取得的成就最为重大,他们不仅阐明了 LDL 受体的结构和功能,而且证明了 LDL 受体缺陷是引起家族性高胆固醇血症的重要原因。LDL 受体缺陷是常染色体显性遗传,纯合子携带者细胞膜 LDL 受体完全缺乏,杂合子携带者 LDL 受体数目减少一半,其 LDL 都不能正常代谢,血浆胆固醇分别高达 15.6~20.8 mmol/L(600~800 mg/dL)及 7.8~10.4 mmol/L(300~400 mg/dL),携带者在 20 岁前就发生典型的冠心病症状。

第二章　脂肪组织代谢与疾病

脂肪组织是机体重要的代谢器官,它不仅是储存能量的"仓库",还是一个代谢活跃的分泌器官,在调节全身能量代谢稳态中具有关键作用。脂肪组织的含量、分布以及种类等变化都会对机体的健康与疾病产生重要影响。

▌第一节　脂肪组织

一、脂肪组织分类

脂肪组织分为白色脂肪组织(white adipose tissue,WAT)、棕色脂肪组织(brown adipose tissue,BAT)和米色脂肪(beige adipose tissue),见图 2-1。

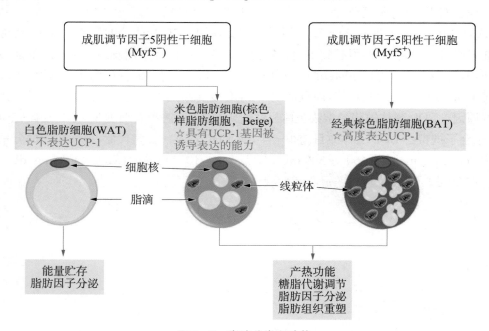

图 2-1　脂肪分类和功能

1. **白色脂肪组织**　白色脂肪细胞含单腔大脂滴,而细胞质和线粒体较少,主要分布于人体的皮下和内脏周围。白色脂肪细胞因为可以储存三酰甘油而被看作是能量的仓库。1 g 脂肪组织彻底氧化能提供 37.6 kJ(9 kcal)热量,而一个正常体重的成年人脂肪含量可以达到体重的 15%～25%，也即体重为 70 kg 的成年人身体里可以储存大约 15 kg 的脂肪组织，如果全部动员氧化的话即能提供 752 900 kJ（135 000 kcal）的热量。因此，身体里的脂肪组织就是一个巨大的能量仓库，它根据身体的需要来实现游离脂肪酸的储存与释放，进而调节全身能量稳态。

2. 棕色脂肪组织和米色脂肪组织　棕色脂肪组织可高效地将糖、脂肪等营养物质储存的化学能转化为热量，是哺乳动物非战栗性产热的主要器官。棕色脂肪细胞与骨骼肌细胞在胚胎发育过程中起源于相同干细胞，即表达 Myf5⁺ 和 Pax7⁺ 蛋白的中胚层前体细胞。棕色脂肪细胞内包含多个小脂滴，线粒体丰富，细胞特征性表达解偶联蛋白 1（uncoupling protein 1，UCP1）基因，棕色脂肪组织内血管丰富，主要受交感神经支配。

米色脂肪细胞是在特定诱导条件（如冷刺激）下，在白色脂肪组织中产生的棕色脂肪细胞样的细胞，米色脂肪被诱导生成的过程也被称为"白色脂肪棕色化"。米色脂肪细胞的功能与形态都与棕色脂肪细胞相似，棕色化过程伴随 UCP1 表达水平显著升高，线粒体生成增多，细胞呼吸速率增加，但当去除诱导因素之后米色脂肪细胞又会逐渐恢复为单个大脂滴的白色脂肪细胞形态。因此，米色脂肪细胞又被称为"可诱导型棕色脂肪细胞"。米色脂肪细胞则和白色脂肪细胞一样，起源于 Myf5⁻ 和 Pax7⁻ 的前体细胞。

啮齿类动物和小型哺乳动物的棕色脂肪组织主要分布于肩胛间区和胸部区域。人类在新生儿时期肩胛间区也存在棕色脂肪组织，但在婴儿身体发育过程中肩胛间区的棕色脂肪组织会逐渐消失。直至 2009 年几个独立的研究团队利用正电子发射计算机断层显像技术（PET-CT）确认了在成人体内也存在棕色脂肪组织，人体棕色脂肪组织可被寒冷刺激所激活而表现为摄取大量葡萄糖（图 2-2）。后续的研究表明，成人体内既有

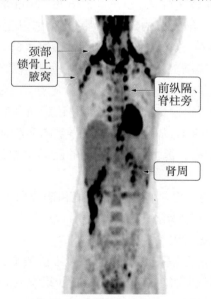

图 2-2　成人棕色/米色脂肪分布
黑色处为棕色/米色脂肪，例如，肾周棕色/
米色脂肪；脊柱旁棕色/米色脂肪

经典棕色脂肪组织,也有米色脂肪细胞,主要分布于颈部、锁骨上和脊柱两侧。统计数字表明,女性棕色/米色脂肪检出率高于男性,人群中棕色/米色脂肪检出率随年龄和体质指数[body mass index,BMI=体重(kg)/身高(m)^2]增加而降低,并与血糖浓度呈负相关,这些都提示棕色/米色脂肪组织与机体的糖、脂代谢功能密切相关。

二、脂肪组织功能

1. 白色脂肪功能 白色脂肪组织具有保温和保护内脏器官、调节脂肪酸的释放或储存以维持能量稳态的作用。白色脂肪组织也是一个内分泌器官,可以分泌瘦素、脂联素等多种脂肪因子,脂肪因子作用于全身多种组织器官,发挥调节机体能量代谢和胰岛素敏感性等功能。

当身体长期处于能量摄入大于能量消耗状态时,多余的能量即以三酰甘油的形式储存在脂肪细胞内,同时伴随脂肪细胞增大,脂肪组织增多,体重增加,最终将导致肥胖。BMI是目前临床上最常用的初步判断肥胖与否的简便指标。我国卫生部疾病控制司于2006年公布的《中国成人超重和肥胖预防与控制指南》中规定以BMI≥24和BMI≥28分别作为中国成人超重和肥胖的界限。

而脂肪组织的功能不仅与三酰甘油含量相关,也取决于脂肪在体内的分布。例如,血管周围脂肪组织、心外膜脂肪组织与动脉粥样硬化、高血压及心力衰竭等心血管疾病的发生、发展密切相关。皮下脂肪则是人体内含量最多的脂肪,可占总脂肪量的85%,而内脏脂肪代谢活跃,合成和释放脂肪的速率更快。内脏脂肪和皮下脂肪在基因表达谱、分泌脂肪因子等多方面功能都不同,一般认为内脏脂肪过多较皮下脂肪增多更易于导致胰岛素抵抗。腰围或腰臀比(ratio of waist to hip circumference,WHR)是用来衡量中心型肥胖的指标。2013年颁布的《中华人民共和国卫生行业标准——成人体重判定》中规定85 cm≤男性腰围<90 cm,80 cm≤女性腰围<85 cm为成人中心型肥胖的前期,男性腰围≥90 cm,女性腰围≥85 cm为成人中心型肥胖。

白色脂肪组织过多囤积在体内就会导致肥胖,肥胖是罹患多种疾病的独立危险因素。但如果身体存在脂肪细胞发育分化障碍而导致脂肪营养不良(详见第二节),患者缺少脂肪组织,看起来身形瘦削,却往往伴随有严重的高脂血症,脂肪异位沉积导致的脂肪肝、胰岛素抵抗等并发症。因此,只有适度的脂肪含量才是保证机体代谢稳态的前提。

2. 棕色和米色脂肪功能 激活棕色脂肪功能和诱导白色脂肪棕色化可以促进能量消耗,同时改善机体糖和脂代谢紊乱。

(1)诱导棕色/米色脂肪活化的主要因素如下。

1)寒冷:寒冷刺激可通过交感神经兴奋释放肾上腺皮质激素,作用于脂肪细胞表面肾上腺素受体而激活棕色脂肪功能,或诱导白色脂肪组织内形成米色脂肪细胞。

2)运动:运动引起交感神经活化和儿茶酚胺类激素释放,促进转录共激活因子过氧化物酶体增殖物受体辅助激活因子PGC-1α(PPARγ coactivator 1α)基因表达,PGC-1α可调节棕色/米色脂肪细胞UCP1表达和产热功能。同时运动产生肌肉因子鸢尾素(irisin)等,也可促进白色脂肪棕色化过程。

3)减肥手术:经过腹腔镜可调节胃束带术或者胃转流手术治疗过的肥胖患者都检测到体内米色脂肪活性增加,可能与β肾上腺素受体、利尿钠肽(natriuretic peptide,NP)等基因表达增加有关。

4)免疫系统调节:白色脂肪细胞和内皮细胞分泌白细胞介素33(IL-33)刺激Ⅱ型固有免疫淋巴细胞(type Ⅱ innate lymphoid cells,ILC2s)活化,ILC2s可以通过激活由嗜酸性粒细胞、白细胞介素4受体(IL-4R)和选择性激活的巨噬细胞(也叫做M2型巨噬细胞)组成的通路,促进白色脂肪棕色化。ILC2s还可以通过产生甲硫氨酸肽来促进米色脂肪细胞形成。

5)其他:肿瘤恶病质患者、严重烧伤患者体内都出现较高活性的米色脂肪细胞,但此种病理条件促进米色脂肪细胞形成的机制还有待于深入研究。

(2)活化的棕色/米色脂肪细胞主要功能如下。

1)非战栗性产热和饮食诱导产热:棕色/米色脂肪的非战栗性产热主要通过UCP1蛋白来实现。UCP1蛋白位于线粒体内膜,线粒体电子传递过程建立了跨线粒体内膜的质子电化学梯度,质子可通过UCP1从线粒体膜间隙回流入线粒体基质,此过程不产生ATP,能量以热量形式释放。UCP1在进食引起的机体产热过程中也发挥一定作用。

2)糖和脂代谢调节:棕色/米色脂肪的主要代谢底物是三酰甘油和葡萄糖,它们在维持机体糖脂代谢稳态和胰岛素敏感性中发挥重要作用。棕色/米色脂肪参与糖代谢的机制可通过直接摄取血浆中的葡萄糖或通过分泌脂肪因子促进身体其他组织对葡萄糖的利用而实现。

3)分泌功能:脂肪组织具有内分泌功能,分泌的脂肪因子在肥胖及代谢综合征的发病中发挥重要作用。棕色脂肪组织可以通过自分泌或旁分泌方式产生成纤维细胞生长因子21(fibroblast growth factor 21,FGF21)、白细胞介素6(interleukin 6,IL6)、NRG4(neuregulin 4)等脂肪因子,主要调节自身产热活性,或作用于其他组织器官对全身代谢产生影响。

4)白色脂肪棕色化是脂肪组织重塑过程:白色脂肪棕色化过程除脂肪细胞米色化以外,还伴随白色脂肪组织中新生血管增加、交感神经纤维增加、免疫细胞增多等变化,并可抑制脂肪组织纤维化,是白色脂肪组织重塑的过程。

棕色脂肪活化和白色脂肪棕色化与肥胖、糖尿病、脂肪肝等代谢紊乱性疾病密切相关。因此,通过激活棕色/米色脂肪功能,使其发挥消耗多余能量、改善机体糖耐量和增强胰岛素敏感性等作用,或将成为预防和治疗这些代谢性疾病的新策略。

三、脂肪组织与其他组织的交互作用

脂肪细胞除了储存能量以外,还对它周围的细胞或组织器官功能产生影响。如心外膜脂肪影响心肌细胞功能,皮下脂肪细胞促进皮肤伤口愈合和毛发生长,骨骼肌中的脂肪前体细胞促进肌肉损伤修复。脂肪细胞主要通过分泌脂肪细胞因子来实现脂肪组织

与其他组织器官的交互作用(图2-3),反之,肌肉等组织也以产生分泌因子等方式调节脂肪组织功能。脂肪因子以自分泌、旁分泌及内分泌的方式激活一系列信号转导通路,参与机体代谢平衡网络调节。

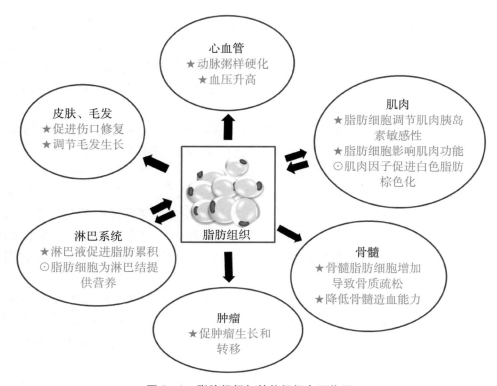

图2-3 脂肪组织与其他组织交互作用

瘦素(leptin)是一种主要由白色脂肪组织合成分泌的多肽激素,通过受体介导作用于下丘脑等靶组织,可以抑制食欲,促进三酰甘油分解,减少脂肪酸合成,维持正常生殖功能,调节免疫和炎症反应过程。肥胖个体的血液中瘦素水平并不低,但机体对瘦素不敏感或无反应,叫做瘦素抵抗。瘦素抵抗主要由于瘦素受体表达神经元不能充分感知循环瘦素水平,或脑内能量与代谢调控神经元瘦素信号转导障碍。

脂联素(adiponectin)是脂肪细胞分泌的最丰富的脂肪因子。人血液中脂联素水平为2~10 mg/L,肥胖者、胰岛素抵抗、2型糖尿病患者的脂肪组织中,脂联素的蛋白质水平显著降低,脂肪细胞大小、BMI、内脏脂肪含量和胰岛素抵抗程度都与血浆脂联素水平之间呈负相关关系。血液循环中的脂联素通常结合成致密的三聚体,进而演变为六聚体及十二聚体,作用于表达脂联素受体的组织器官来发挥作用。脂联素及其受体信号通路涉及脂肪酸氧化、葡萄糖摄取、血管内皮细胞炎症应答、巨噬细胞转化为泡沫细胞等过程,活化的脂联素信号转导过程可以直接增加人体对胰岛素的敏感性。

第二节　脂肪组织代谢与疾病

一、脂肪组织与肥胖

肥胖是异常或过量脂肪积累,并对健康造成严重危害的病理状态。早在 1997 年,世界卫生组织明确指出"肥胖本身就是一种疾病"。同时,肥胖也是 2 型糖尿病、非酒精性脂肪肝、心脑血管疾病、骨质疏松症和多囊卵巢综合征等疾病的危险因素。

肥胖是环境因素和遗传因素共同作用所导致的营养代谢紊乱,个体间 40%～70% 的 BMI 差异可归因为遗传因素。另外,机体代谢率、脂肪水解、脂肪酸氧化速率、中枢神经系统活性也与肥胖的易感性相关。

肥胖的发生是由于机体长期的能量摄入大于支出,导致多余能量以脂肪的形式储存于脂肪细胞中,机体脂肪细胞体积增大并伴随着数目增多。增多的脂肪细胞数量并不会因为体重减轻而丧失,而主要表现为脂肪细胞体积的缩小。人体皮下脂肪细胞以每年约 8% 的速度更新,单个脂肪细胞的平均寿命为 8.3 年。

二、脂肪组织与胰岛素抵抗

脂肪组织的构成组分复杂,除了成熟脂肪细胞之外,还包括脂肪前体细胞、免疫细胞、血管内皮细胞和神经细胞等,这些细胞被细胞外基质包裹、连接,共同构成脂肪组织。肥胖病的脂肪细胞因为不断增殖和增大,新生血管不足导致局部脂肪组织处于低氧状态,缺氧诱发了脂肪组织的纤维化和慢性低度炎症。脂肪组织纤维化是由于细胞外基质产生增多或降解减少,导致细胞外基质积聚,降低脂肪组织弹性,限制脂肪细胞的体积,是脂肪组织代谢性功能紊乱的标志事件。低氧和纤维化都促进炎症细胞的浸润。因此,肥胖是由不同炎性因子诱导产生的一种全身性的低水平慢性炎症状态。

在正常人的白色脂肪组织中,含有种类繁多的免疫细胞,主要是参与 2 型免疫反应,维持抗炎免疫调节的细胞,包括嗜酸性粒细胞、M2 型巨噬细胞、Ⅱ 型固有免疫淋巴细胞、恒定自然杀伤 T 细胞(invariant natural killer T cells, iNKT)等。这些免疫细胞分泌抗炎细胞因子 IL-4、IL-5、IL-10 和 IL-13 等。而肥胖人群的脂肪组织内促炎性 M1 型巨噬细胞(经典激活的巨噬细胞)急剧增多,主要位于死亡的脂肪细胞周围吞噬残留的脂滴,形成"冠状结构"。巨噬细胞还通过自分泌、旁分泌 IL-6、肿瘤坏死因子 α (tumor necrosis factor, TNF-α)、单核细胞驱化蛋白-1(monocyte chemoattractant protein-1, MCP-1)等促炎性因子激活 c-Jun 氨基末端激酶(c-Jun NH2-terminal kinase, JNK)、核因子 NF-κB(nuclear factor kappa B)通路,影响周边组织的胰岛素信号,促进胰岛素抵抗。同时,机体的适应性免疫系统也被激活,CD8$^+$ T 细胞在肥胖早期阶段数量明显增加,CD8$^+$ T 细胞的激活加速脂肪组织中巨噬细胞的招募和激活,促进炎症反应。T 调节(Treg)细胞在肥胖后期减少,其数量与机体胰岛素敏感性正相关。

肥胖时炎症因子分泌增加和胰岛素信号通路受损导致脂肪分解速度增加,产生过量的游离脂肪酸,饱和游离脂肪酸作用于脂肪细胞和巨噬细胞表面 TLR4(Toll-like receptor 4)受体,激活经典的炎症反应通路。不饱和游离脂肪酸则通过激活 G 蛋白偶联受体 GPR120 抑制炎症反应(图 2-4)。

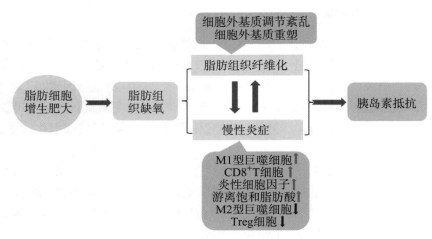

图 2-4 脂肪组织与胰岛素抵抗

肥胖状态时脂肪组织及其他组织的慢性低度炎症与胰岛素抵抗密切相关,抑制炎症反应可以减轻胰岛素抵抗,改善机体葡萄糖耐量。但值得注意的是,脂肪组织炎症也是一把双刃剑,它有利于脂肪组织重塑过程,在抑制炎症的同时,也将抑制脂肪细胞新生和毛细血管扩增。

三、脂肪组织与衰老

人体衰老伴随着脂肪组织衰老,脂肪组织衰老引发的功能紊乱与高血压、动脉粥样硬化、糖尿病等年龄相关性疾病有关。脂肪组织衰老的主要表现有以下。

1. **脂肪组织重新分布** 脂肪组织衰老表现为脂肪组织总量减少和分布改变。青年人皮下脂肪组织多于内脏脂肪,而老年人皮下脂肪组织减少,内脏脂肪组织大量蓄积。皮下脂肪组织减少主要与脂肪前体细胞增殖分化能力减弱相关。

2. **棕色/米色脂肪减少** 老年人棕色/米色脂肪组织明显减少,颈部及胸部米色脂肪逐渐向白色脂肪转化,米色脂肪细胞活化能力减弱,米色脂肪诱导生成减少。

3. **脂肪前体细胞功能衰退** 老年人皮下脂肪组织减少主要与脂肪前体细胞增殖分化能力减弱相关。脂肪前体细胞向成熟脂肪细胞分化障碍可导致已有脂肪细胞肥大和脂质异位沉积,是驱动机体胰岛素抵抗的重要因素之一。

4. **炎症反应增加** 衰老相关的脂肪组织炎症首先发生在皮下脂肪组织,而内脏脂肪组织则出现较晚。脂肪细胞分泌脂肪因子招募免疫细胞聚集在脂肪组织中,内脏脂肪组织内巨噬细胞总数伴随衰老过程变化不明显,但 M1/M2 型巨噬细胞比例有所增加。

5. 脂肪因子分泌异常　瘦素是重要的脂肪因子,具有减少脂肪组织蓄积,增强胰岛素敏感性的作用。随脂肪组织衰老,血液中瘦素水平明显升高,瘦素受体敏感性下降,引起瘦素调节代谢能力减弱。

四、脂肪营养不良

脂肪营养不良是一组由多种原因导致的机体脂肪组织不同程度缺失伴胰岛素抵抗、代谢综合征等各种代谢紊乱为主要特征的疾病。脂肪组织缺失导致脂质堆积在肌肉、肝脏以及身体其他部分,血游离脂肪酸升高,脂联素、瘦素等脂肪因子减少,最终导致明显的代谢紊乱,包括胰岛素抵抗、糖尿病、高三酰甘油血症、肝脏脂肪变性和黑棘皮病等。根据发病原因不同,脂肪营养不良可进一步分为先天遗传性和后天获得性两类(表 2-1)。脂肪营养不良患者的脂肪缺少或减少往往都是不可逆的,患者在早期就出现多种代谢并发症,治疗这些并发症需要饮食、运动、降脂药和降糖药等多方面的配合。

表 2-1　脂肪营养不良

分　类	亚　型	致病基因及疾病
先天性脂肪营养不良	先天性全身性脂肪营养不良	*AGPTA2*、*BSCL2*、*CAV1*、*PTRF*
	家族性部分性脂肪营养不良	*LMNA*、*PPARG*、*AKT2*、*PLIN*1、*CIDEC*、*LIPE* 等
获得性脂肪营养不良	获得性全身性脂肪营养不良	自身免疫性疾病
	获得性部分性脂肪营养不良	自身免疫性疾病
	获得性全身性或部分性脂肪营养不良	人类免疫缺陷病毒(HIV)感染

综上所述,脂肪组织对维持机体代谢平衡发挥重要作用。肥胖伴随的脂肪组织过多易于导致脂肪组织胰岛素抵抗,但缺少储存体内过量三酰甘油的脂肪组织则会引起更为严重的代谢综合征。因此,只有维持机体内含有适量脂肪组织,并保持它正常的功能才有利于促进全身的糖脂代谢稳态。

五、靶向脂肪组织的治疗

目前,广泛应用的降血脂药物他汀类化合物是 3-羟基-3-甲基戊二酰单酰辅酶 A(HMG-CoA)还原酶抑制剂,可以抑制胆固醇合成途径中 HMG-CoA 转化为甲羟戊酸。它同时可以作用于脂肪细胞,降低脂肪细胞内胆固醇含量,减少从脂肪细胞释放入血液的胆固醇,对脂肪细胞分化、脂肪水解等过程也有影响。

过氧化物酶体增殖物激活受体(PPARs)包括 PPARα,PPARδ 和 PPARγ 3 种亚型,属于核受体家族成员,并且在糖和脂质代谢过程中扮演了重要角色。PPARs 激动剂主要是通过促进脂肪细胞分化、增加脂肪酸氧化等机制来发挥作用,被应用于代谢综合征以及 2 型糖尿病的治疗中。然而一些临床不良反应极大地制约了 PPARs 激动剂的应用,能有效减轻不良反应而保留药物疗效的新型 PPARs 激动剂正在开发研究中。

　　运动或某些化合物[如辣椒素、小檗碱（黄连素）、白藜芦醇等]具有诱导人体白色脂肪棕色化的作用。米色脂肪的产生和功能活化具有良好的消耗多余能量的能力,达到控制体重和改善代谢的目的,这使得产热性脂肪组织成为治疗肥胖症及相关代谢性疾病的潜在靶点,开发相关药物是现在治疗代谢性疾病的新策略。

第三章 脂质代谢异常与脂肪肝

　　随着社会的发展以及人们饮食结构、生活方式的改变,脂肪肝的患病率日益增加。脂肪肝(fatty liver)是指由于各种原因引起的肝细胞内脂肪堆积过多的病变。大部分的脂肪肝患者预后良好,但是仍有部分特别是伴有炎症的脂肪肝可进一步发展为肝纤维化,甚至是肝硬化和肝癌等终末期肝病,而且脂肪肝患者发生心脑血管疾病、动脉粥样硬化等的概率显著增加,严重影响人类健康。目前,脂肪肝发生、发展的分子机制还不够明确,并且尚缺乏理想的治疗脂肪肝的药物。

▎第一节　脂肪肝的概述

　　肝脏是脂质代谢的重要器官。肝脏可以摄取血液中的脂肪酸(食物来源、脂肪动员等),也可以从头合成的方式合成脂肪酸。而脂肪酸在肝脏中的代谢去路主要有:①脂肪酸β氧化、合成酮体等,满足机体能量需求;②合成三酰甘油、磷脂、胆固醇等脂质进行能量的储存或者其他生物利用;③生成极低密度脂蛋白运输到体循环,供给外周组织摄取、利用和储存。脂肪酸在肝脏中的代谢路径详见图3-1。

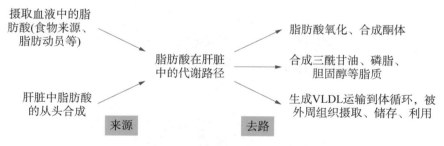

图3-1　脂肪酸在肝脏中的代谢路径

　　肝脏没有过多的空间储存脂质,所以肝脏合成的大部分脂质需要与载脂蛋白结合为脂蛋白,并释放入血液,供外周组织摄取、利用和储存。如果肝脏内脂肪的分解与合成代谢失去平衡,或运出发生障碍,脂肪就会在肝细胞内过量积聚,形成脂肪肝。对人体来说,正常肝脏的脂肪占肝重量的3%～5%。如果肝内脂肪累积超过肝重量的5%或在组织学上肝细胞50%以上有脂肪变性时,就可称为脂肪肝。一般而言,脂肪肝属可逆性疾病,早期诊断并及时治疗常可恢复正常。但是有部分脂肪肝患者伴有肝脏炎症、纤维化和肝细胞损伤,并可能进一步发展为肝硬化、肝癌等终末期肝病,预后较差。

脂肪肝的发生、发展与多因素相关。比如,长期嗜酒、肥胖、糖尿病、高脂血症、营养不良或者过剩、某些药物,等等。西医学将脂肪肝分为酒精性脂肪肝(alcoholic fatty liver,AFLD)和非酒精性脂肪肝(nonalcoholic fatty liver,NAFLD)两类。酒精性脂肪肝的病因是长期大量饮酒,而非酒精性脂肪肝的病因较多。酒精性脂肪肝并发动脉粥样硬化、肝硬化的概率较高,而非酒精性脂肪肝发生心脑血管疾病的概率比较大。目前,脂肪肝的发病机制尚未完全明确,且缺乏理想的治疗药物。

▌第二节　脂肪肝发生、发展的细胞学基础

组成肝脏的细胞除了肝细胞以外,还包括肝库普弗细胞、肝星形细胞、肝血窦内皮细胞等。脂肪肝的发生、发展是肝脏中多种类型的细胞相互作用、相互影响的结果。各种因素引起的肝脏脂质代谢的障碍(脂肪的合成和分解失去平衡,或者脂质的运输发生障碍)导致脂肪在肝细胞中过度堆积形成脂肪肝。与此同时,毒性物质、炎症、氧化应激、内质网应激等促使过度荷载脂肪的肝细胞发生损伤和死亡。在脂肪肝中,肝细胞的死亡形式包括凋亡(apoptosis)、坏死(necrosis)、程序性坏死(necroptosis)和焦亡(pyroptosis)等。肝细胞的死亡可以促进肝库普弗细胞等免疫细胞和肝星形细胞的激活,导致肝脏的炎症和肝脏的纤维化。肝脏的炎症又可以进一步促进肝细胞的损伤和死亡以及肝星形细胞的激活(图 3 - 2)。上述细胞之间的相互影响和相互作用所形成的恶性循环促进

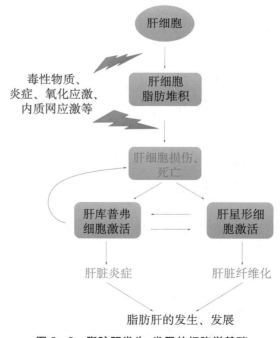

图 3 - 2　脂肪肝发生、发展的细胞学基础

了脂肪肝病情的进展,最终可能导致肝硬化、肝癌等终末期肝病。单纯的肝脏脂肪堆积,即所谓的单纯性脂肪肝,危害较小,容易逆转。但是脂肪肝伴有炎症、纤维化、肝细胞损伤等情况的,预后可能较差,需要引起重视。

第三节　酒精性脂肪肝

酒精性脂肪肝(AFLD)是长期大量饮酒导致的一种慢性肝脏疾病。该病的初期表现为肝细胞脂肪变性,可能逐步发展为酒精性肝炎、酒精性肝纤维化,最终导致酒精性肝硬化甚至肝癌。随着嗜酒人数的增加,AFLD日渐成为影响人们健康的主要肝病之一。近年来的流行病学调查显示,我国南方、西北及东北部分地区的AFLD患病率在4.34%～8.7%,并呈现逐年上升趋势。在欧美等发达国家,AFLD更是肝硬化的首要病因。

目前AFLD的发病机制还不够明确,可能与乙醛的毒性、氧化应激、内毒素炎症介质等相关。乙醇进入人体以后,大部分在肝脏被乙醇脱氢酶、微粒体氧化代谢系统等氧化为乙醛,乙醛再被乙醛脱氢酶氧化为乙酸。乙酸进一步以乙酰辅酶A的形式进入三羧酸循环而转化为CO_2和H_2O(图3-3)。

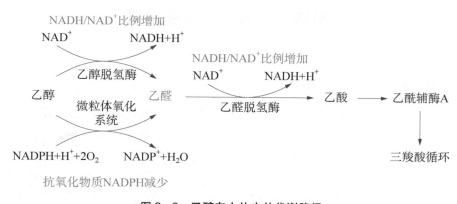

图3-3　乙醇在人体内的代谢路径

当酒精的摄入量超过了人体的代谢能力时,乙醇及其毒性代谢物乙醛等就会在体内蓄积。乙醇的代谢过程,会增加$NADH/NAD^+$的比例。NADH增多有抑制线粒体三羧酸循环的作用,从而使肝细胞对脂肪酸的氧化能力降低,可引起脂肪在肝内堆积而发生脂肪肝。酒精在体内代谢,会导致还原型谷胱甘肽等抗氧化物质的减少,从而促进活性氧(ROS)的产生。过量的ROS可以导致脂质的过氧化和细胞损伤、凋亡。乙醇及其毒性代谢物乙醛可以导致肝细胞的凋亡,进而活化库普弗细胞产生TNF-α、IL-1/6/8等炎性因子,促进肝脏的炎症和肝细胞的脂肪堆积,产生的TGF-β则促进肝脏细胞外基质的累积,形成肝脏纤维化。另外,长期大量饮酒还会导致肠道通透性增加,肠道细菌的内毒素进入血液引起内毒素血症,促进肝脏的炎症和肝细胞损伤(图3-4)。AFLD的发病机制比较复杂,有待于进一步深入研究。

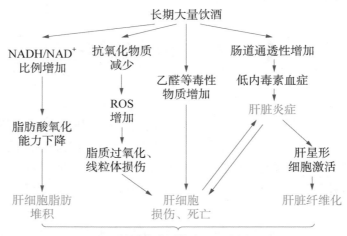

图3-4　酒精性脂肪肝发生、发展的分子机制

第四节　非酒精性脂肪肝

一、非酒精性脂肪肝的概述

非酒精性脂肪肝(NAFLD)是指除外长期大量饮酒和其他明确的损肝因素所引起的以三酰甘油为主的脂质在肝细胞中蓄积为病理改变的肝脏代谢性疾病。NAFLD患者肝脏脂肪代谢功能出现障碍,使得大量脂肪类物质蓄积于肝细胞(单纯性脂肪肝),进而导致肝细胞发生脂肪变性、肝细胞损伤、炎症反应、肝脏纤维化(非酒精性脂肪性肝炎,NASH)。单纯性脂肪肝是NAFLD的较为良性的阶段,容易被逆转。有5%～10%的单纯性脂肪肝可以进展为NASH。目前认为,NASH是NAFLD进展为肝硬化、肝细胞肝癌、肝衰竭等终末期肝病的重要环节,在未来可能成为肝移植的首要原因(图3-5)。NAFLD不仅会影响患者的肝胆系统,还与胰岛素抵抗、血脂紊乱、动脉粥样硬化、脂肪栓塞、血液系统疾病等密切相关,NAFLD被认为是代谢综合征的肝脏表现。NAFLD已成为目前临床常见的肝病之一。流行病学调查表明,我国NAFLD发病率约为15%,而欧美地区NAFLD的发病率则在20%以上。因此,探寻NAFLD的有效疗法具有非常重要的意义,而深入研究NAFLD的发病机制对于制订有效的NAFLD治疗策略至关重要。

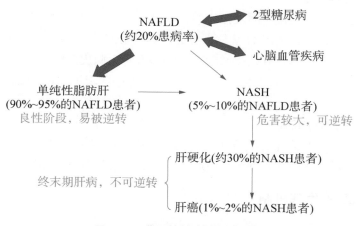

图 3 - 5　非酒精性脂肪肝的病程

二、NAFLD 的分类

肝脏是脂质代谢的重要器官,如果肝脏内脂肪的分解与合成代谢失去平衡,或运出发生障碍,脂肪就会在肝细胞内过量积聚,形成脂肪肝。导致 NAFLD 发生、发展的因素有很多。从宏观层面的病因进行分析,NAFLD 主要可以分为以下几种类型。

(一) 糖尿病性脂肪肝

糖尿病患者体内胰岛素缺乏或者胰岛素抵抗,导致体内葡萄糖的利用减少。为了保证机体的能量供应,脂肪分解代谢就会相对增加,造成血中游离脂肪酸增多,大量的脂肪酸被肝脏摄取,并以脂肪的形式在肝内堆积而形成脂肪肝。许多研究已经证明,胰岛素抵抗与 NAFLD 的发生密切相关,NAFLD 是胰岛素抵抗在肝脏中的表现。

(二) 高血脂症性脂肪肝

高脂血症患者三酰甘油、胆固醇等脂质的合成超过肝脏的转运能力,从而在肝脏堆积,导致肝细胞脂肪变性。许多研究显示,高血脂症是脂肪肝发生的易感因素。

(三) 肥胖性脂肪肝

肥胖人群体脂含量高,并且常伴有胰岛素抵抗或者糖尿病,体内胰岛素相对不足,易患脂肪肝。流行病学调查发现,肥胖(尤其是向心性肥胖)是 NAFLD 发生的重要风险因素。研究发现,当体质指数 BMI<25 时,NAFLD 的患病率为 16.4%;当 BMI>30 时,NAFLD 的患病率为 75.8%;而病态肥胖(BMI>40)的 NAFLD 患病率高达 96%。因此,肥胖显著增加 NAFLD 的发病率。

(四) 营养失调性脂肪肝

高脂肪膳食、长期的高糖膳食是导致脂肪肝的重要原因。此外,蛋白质营养缺乏,导致脂蛋白合成不足,脂质无法有效地从肝脏运输出去,脂质沉积在肝脏导致脂肪肝。膳食中胆碱的缺乏,可致卵磷脂合成不足,也可使脂蛋白形成障碍,脂质无法运输出去,沉积在肝脏导致脂肪肝。

（五）药物性脂肪肝

许多药物通过肝脏的代谢而发挥作用，同时也影响着肝脏的正常功能。用药不当可引起各种类型的肝损伤，NAFLD 就是常见的药物性肝脏疾病。一些药物，比如胺碘酮、哌克昔林、丙戊酸镁、他莫昔芬（三苯氧胺）、四环素、肾上腺皮质激素和一些降脂药物等，可以通过影响脂质代谢、干扰线粒体功能、抑制极低密度脂蛋白的合成与分泌等，导致NAFLD。

（六）妊娠期急性脂肪肝

无其他原因存在的情况下，于妊娠晚期发生的肝小叶中央区重度小泡性肝细胞脂肪变。这可能与妊娠期体内激素紊乱、缩血管物质增多以及脂肪酸氧化障碍有关。

三、NAFLD 的发病机制

（一）"二次打击"学说

"二次打击"是 1998 年提出的 NAFLD 发病的经典假说。"首次打击"指胰岛素抵抗造成的肝脏内三酰甘油堆积，肝脏对内外源性损害因子、缺血、缺氧等的耐受能力下降。"二次打击"是指三酰甘油堆积于肝细胞后，在炎性细胞因子、氧化应激和内质网应激等作用下肝细胞最终发生损伤，肝组织出现炎症、纤维化等病理改变引起 NASH。NAFLD 的致病因素较为复杂，"二次打击"学说逐渐倾向"多重打击"学说转变，但是胰岛素抵抗依然被认为是关键的"打击"因素。可见，胰岛素抵抗在 NAFLD 发病机制中发挥的重要作用。

（二）脂毒性学说

脂毒性学说认为肝内三酰甘油堆积并不会引起胰岛素抵抗及肝细胞损伤，引起NASH 的核心机制是游离胆固醇、游离脂肪酸（free fatty acid，FFA）及其代谢产物所引起的内质网应激、氧化应激及炎性反应。传统观点认为，堆积在肝细胞中的三酰甘油促进了脂质过氧化、氧化应激、炎症和纤维化，是 NAFLD 发生、发展的驱动因素。但是，这一观点正日益受到挑战，因为三酰甘油可能可以拮抗脂毒性。有研究发现，抑制小鼠肝脏的三酰甘油的合成可以减轻肝脏的脂肪变性，但是加重了肝脏的损伤和纤维化。三酰甘油在小鼠肝脏的沉积并不足以诱发胰岛素抵抗和肝脏炎症。这些结果都提示三酰甘油可能不是促进 NAFLD 病情进展的主要脂质类型。研究显示，在动物脂肪和乳制品中含量丰富的棕榈酸（C16：0）和硬脂酸（C18：0），它们可以促进内质网应激、炎症小体的激活以及肝细胞的死亡。过多的棕榈酸、硬脂酸等游离脂肪酸堆积在肝脏可形成二酰甘油（DAG）、神经酰胺（ceramides）、溶血磷脂酸胆碱（lyso-phosphatidylcholine，LPCs）等代谢中间产物，发挥脂毒性的作用。比如，神经酰胺可以通过激活 JNK 的活性，增加线粒体膜的通透性，促进细胞的死亡。溶血磷脂酸胆碱在肝脏细胞堆积，可以通过激活死亡受体 DR5 引起细胞凋亡，同时通过促炎性外泌体（inflammatory extracellular vesicle，EV）的分泌促进巨噬细胞的激活。过多的游离胆固醇在细胞内的堆积，可以破坏线粒体膜的流动性，导致线粒体功能失常和氧化应激。胆固醇结晶在肝脏库普弗细胞中堆积可以激活炎症小体，促进 IL-1β、TNF-α 等炎症因子的产生。因此，在一些 NASH 的动物造模饲料中,常加入高比例的胆固醇和游离脂肪酸,促进 NASH 表型的产生。

(三)果糖在 NAFLD 发生、发展中的作用

果糖的甜度高、口感好,含有高果糖的饮料和食品正风靡许多国家。不幸的是,饮料和食品中果糖目前被认为是导致 NAFLD、糖尿病和肥胖的风险因素。果糖不像葡萄糖,它不会刺激胰岛素的分泌,也不会直接升高血糖。因此,进食果糖不会使大脑接收到饱腹感的信号,加上果糖甜度高、口感好,人体摄取过多的果糖很难意识到。果糖主要在肝脏代谢,可以促进脂质大量合成,抑制线粒体脂肪酸 β 氧化,引起肝细胞脂肪变。果糖由于自身不稳定(含有五元呋喃环),会促进 ROS 的生成,引起肝细胞的损伤。果糖经果糖激酶催化并快速磷酸化成 1-磷酸果糖以及促进脂肪酸从头合成的时候,均需消耗肝脏中的 ATP。ATP 的大量消耗,导致其代谢产物二磷酸腺苷和次黄嘌呤核苷酸产生增加并转化为尿酸,促进尿酸产生增加,而尿酸可以加重代谢综合征。此外,长期大量果糖摄入,可以导致肠道菌群紊乱和肠壁通透性增加,细菌内毒素等毒性产物通过门静脉进入肝脏,促进肝脏炎症。在一项研究中,给猴子进行 6 周的高果糖饮食以后,导致猴子肠道菌群紊乱、肝脏损伤以及 2 型糖尿病。在一些 NASH 的动物造模饲料中,常加入高比例的果糖或者蔗糖(蔗糖可分解为葡萄糖和果糖),加速 NASH 表型的产生。

(四)脂肪组织功能紊乱与 NAFLD

脂肪组织不仅是能量代谢的重要场所,还是机体庞大的内分泌器官。脂肪组织可以分泌激素、细胞因子、补体、生长因子、细胞外基质蛋白、血管活性物质等许多因子。越来越多的研究表明,脂肪组织内分泌因子可以参与调节肝脏等其他代谢器官的功能,进而调节全身代谢稳态。脂肪组织内分泌的异常可能参与一些代谢相关性的疾病,包括 NAFLD。在肥胖、胰岛素抵抗以及代谢综合征时,机体的脂肪组织可发生慢性炎症,分泌的 IL-1β、TNF-α、IL-6 等炎症因子水平增加并通过体循环作用于肝脏,可以促进肝脏的炎症和糖脂代谢紊乱。许多研究发现,NAFLD 个体的脂肪组织分泌的脂联素(adiponectin)水平下降,而瘦素(leptin)水平上升。脂联素可以抑制胰岛素抵抗,减轻肝脏脂肪变性,具有抗炎、抗细胞凋亡、增强胰岛素敏感性等作用。因此,脂联素水平的下降可能参与 NAFLD 的发生、发展。瘦素在 NAFLD 致病过程中可能发挥双向的作用。动物模型的研究发现,在 NAFLD 病程的早期阶段,瘦素可以通过抑制肝脏的脂质从头合成(de novo lipogenesis, DNL)来缓解肝脏的脂肪变性;而在 NAFLD 疾病的进展阶段,瘦素则具有促进炎症和肝脏纤维化的作用。但是以上瘦素的相关研究尚未在人体中得以证实。神经调节蛋白 4(neuregulin 4,Nrg4)是近年新发现的脂肪分泌因子,Nrg4 在棕色脂肪组织中有高水平的表达。Nrg4 可以作用于肝脏,抑制肝脏细胞的脂肪酸合成,进而抑制高脂肪饮食诱导的小鼠脂肪肝和胰岛素抵抗。进一步的研究发现,Nrg4 可以通过提高细胞死亡负性调节蛋白(cFLAR)的稳定性抑制肝细胞的死亡,从而抑制单纯性脂肪肝向酒精性脂肪性肝炎的发展。血清中 Nrg4 的水平和 NAFLD 患者脂肪肝的严重程度呈现负相关。Nrg4 是否可以作为防治 NAFLD 的药物有待于深入的研究。脂肪组织分泌因子还有很多,比如 resistin, visfatin, obestatin, chemerin 等,它们在 NAFLD 中的作用有待进一步明确。

（五）肠道菌群紊乱、肠道通透性增加与 NAFLD

人体肠道内寄居着 2 000 多种细菌，通过与宿主的长期协同进化，已经成为人体重要的"后天器官"。饮食结构的改变（高脂肪、高果糖膳食）、抗生素的滥用等，均可以导致肠道菌群微生态的改变。肠道菌群的失调与肥胖、自身免疫性疾病、NAFLD 等多种疾病有密切关系。研究发现，在相同的饮食条件下 ob/ob 肥胖小鼠与对照正常小鼠相比，拟杆菌门（Bacteroidetes）数量下降而硬壁菌门（Firmicutes）比例上升。人群研究发现，NASH 患者肠道菌群的复杂性低于正常人的肠道菌群。紊乱的肠道菌群可增加单糖的吸收，再通过增加乙酰辅酶 A 羧化酶和脂肪酸合酶的活性来促进肝脏脂肪酸和三酰甘油的合成；促进难以消化多糖的分解吸收，使机体从食物中获取更多能量；通过调节肠道 G 蛋白偶联受体（GPCR）的活性、肠道胆汁酸受体（FXR）的活性、肠道激素成纤维生长因子 19（FGF19）的释放等途径影响胆酸的合成、组成以及分泌，导致糖脂代谢紊乱；干扰体内胆碱的代谢，导致胆碱的缺乏，促进脂肪肝的形成。此外，紊乱的肠道菌群可致肠道内皮细胞间紧密连接被破坏，肠道内皮通透性增加，肠内毒素及菌体分解产物通过门静脉进入肝脏，激活炎症反应、肝脏损伤和纤维化，促进 NAFLD 的进展。肠道菌群与 NAFLD 的关系和机制研究还处于较为初级的阶段，有待于深入的挖掘。

（六）胆汁酸与 NAFLD

胆汁酸可以通过多种方式参与 NAFLD 的致病过程。胆汁酸通过作用于 FXR 以及 G 蛋白偶联受体 TGR5 调节糖脂代谢，如果这一调节过程异常就会导致糖脂代谢的紊乱，进而促进肝脏的炎症和纤维化。胆汁酸与肠道菌群之间可以相互影响：胆汁酸通过直接的抗菌作用或者 FXR 诱导产生的抗菌多肽调节肠道菌群微生态；而肠道菌群则可以通过调节胆汁酸的结合反应、氧化、脱羟化等过程，影响胆汁酸的组成成分。一方面，胆汁酸代谢的改变可以影响肠道菌群的组成，另一方面，肠道菌群的紊乱可以改变胆汁酸的成分。这一不良循环过程可以参与 NAFLD 的发生、发展。此外，胆汁在肝脏中的堆积可以促进肝脏的损伤和炎症，这在一些动物模型中已经证实。肥胖的 Zucker 大鼠胆汁酸的分泌功能出现障碍，而 NAFLD 患者也常伴有一定程度的胆汁淤积。因此，胆汁酸代谢的异常以及肝脏胆汁酸的淤积可以促进肝脏的损伤、炎症以及 NAFLD 病情的进展。

（七）金属元素与 NAFLD

在大约 1/3 的成年 NAFLD 患者肝脏中，铁元素的含量显著增加。研究发现，铁元素在肝脏中的过度累积和 NAFLD 的严重程度呈正相关。肝脏细胞中（肝细胞以及网状内皮细胞）过量的铁元素可以促进氧化应激、促进内质网应激、抑制极低密度脂蛋白的输出、激活库普弗细胞和肝星形细胞，从而促进 NAFLD 病情的进展。近年的研究则发现，脂肪组织中铁元素可以调节脂肪组织的功能。脂肪组织中过量的铁元素可以减少脂联素的生成、促进脂肪组织脂解，导致胰岛素抵抗和 2 型糖尿病。因此，脂肪组织过量的铁元素堆积可以间接地促进 NAFLD。一些小样本的患者实验显示，降低体内铁元素含量（静脉切放血术）可以提高胰岛素敏感性，缓解 NAFLD 病情（降低 NAFLD 活性评分，NAS）。但是另外一个较大患者样本的实验显示静脉切放血术并不能改善 NAFLD 和胰岛素抵抗。因此，降低体内铁元素含量是否可以用于治疗 NAFLD 有待于进一步明确。

一些研究提示,机体铜元素的缺乏可能促进 NAFLD 的发生、发展。细胞内铜元素水平低下可能通过增加三酰甘油和胆固醇的水平、改变脂蛋白的组分、干扰机体抗氧化防御等方式,促进 NAFLD 病情的进展。NAFLD 患者的肝脏铜元素的水平显著降低,并且肝脏铜元素水平和肝脏脂肪变性、NASH 的严重程度呈现负相关。在大鼠的实验发现,缺乏铜元素的饮食可以诱发 NAFLD、增加肝脏铁元素水平和脂肪变性、促进胰岛素抵抗。因此,饮食中铜元素的缺乏可能是导致 NAFLD 发生、发展的一个风险因素,这一点值得人们注意。

(八) 基因多态性与 NAFLD

通过对候选基因的多态性的研究以及全基因组关联分析(GWAS),人们鉴定出许多基因,这些基因的多态性可能参与 NAFLD 的发生、发展。目前发现的和 NAFLD 疾病进展和严重程度呈现最为显著相关性的多态性基因包括 *PNPLA3*,*TM6SF2* 和 *GCKR*。*PNPLA3* 基因型(*rs738409*,*I148M*)和肝脏脂质含量和 NAFLD 严重程度呈正相关。分子机制的研究发现,*PNPLA3 - I148M* 因无法有效被泛素化和被蛋白酶体降解而堆积在脂滴上,从而抑制三酰甘油的脂解,导致三酰甘油的堆积。此外,PNPLA3 - I148M 可以显著促进肝脏星形细胞的激活,进而促进肝纤维化和炎症。TM6SF2 是一个多次跨膜蛋白,其分子结构和功能目前尚不清楚。携带 *TM6SF2 rs58542926*(167K)基因型的个体,更易发生 NAFLD 和肝纤维化。有趣的是,携带 *TM6SF2 167E* 的基因型个体却和高脂血症、心脑血管疾病呈正相关,与 NAFLD 无关联性。一般来说,NAFLD 患者常伴随高脂血症和心脑血管疾病,然而在 *TM6SF2* 基因多态性的情况中,NAFLD 和心脑血管疾病却出现关联性的分离。GCKR 是葡糖激酶调节蛋白,携带 *GCKR rs780094* 基因型的个体与肝脏纤维化的严重程度和血清三酰甘油的水平正相关。基因多态性的研究为探寻 NAFLD 的发病机制提供新的思路。非酒精性脂肪肝发生、发展的可能分子机制详见图 3 - 6。

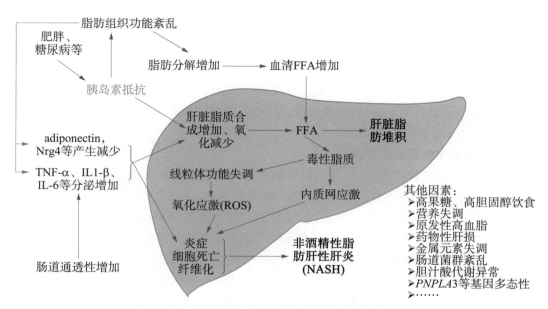

图 3 - 6　非酒精性脂肪肝发生、发展的可能分子机制

第五节 脂肪肝的治疗

一、AFLD 的治疗

长期过量饮酒是导致 AFLD 的主要原因。目前，AFLD 的最重要治疗方式是戒酒。戒酒是最重要且经过证实的有效治疗措施。除了戒酒，可以根据 AFLD 病情的严重程度采取相应的治疗措施。比如，营养治疗、辅助药物治疗、肝脏移植等。过量饮酒会影响许多营养素的代谢，因此几乎所有的 AFLD 患者都有营养不良。可给予 AFLD 患者高蛋白、高热量、低脂肪饮食，注意补充维生素 B、维生素 C、维生素 K、维生素 A、维生素 E 及叶酸，同时补充微量元素锌。目前尚缺乏确切有效治疗 AFLD 的药物。可以辅助使用 N-乙酰半胱氨酸和美他多辛等抗氧化剂，促进细胞内谷胱甘肽的生物合成，促进肝细胞解毒，减少氧化损伤。类固醇皮质激素可以通过减少 TNF-α、IL-1/6/8 等炎性因子的产生抑制肝脏炎症，并可以抑制乙醛加合物的形成以及胶原蛋白的产生，对治疗酒精性肝炎、酒精性肝纤维化有一定效果。当 AFLD 进入酒精性肝硬化、肝癌等终末期肝病时，可以进行肝移植。AFLD 是北美和欧洲最常见的肝移植指征之一。

二、NAFLD 的治疗

NAFLD 的发生、发展通常是多因素长期共同作用的结果。单一的治疗方法往往难以取得较好的治疗效果。随着人们对 NAFLD 重视程度的日益提高以及对其研究的不断深入，NAFLD 的治疗手段日趋多样。

（一）去除病因

如前所述，NAFLD 可以根据病因分为若干不同的种类。因此，NAFLD 可以由不同的病因所致。去除病因有助于干预和控制 NAFLD。比如，糖尿病性脂肪肝患者需要有效控制血糖（降糖药物、注意饮食）；肥胖性脂肪肝患者需要减轻体重（改变生活方式和饮食）；高脂血症性脂肪肝患者需要防止血脂过高（降脂药物、饮食调节）；营养失调性脂肪肝患者则需要注重合理膳食（增加蛋白质、氨基酸、卵磷脂和胆碱等摄入）；药物性脂肪肝患者要停用对肝脏有损伤的药物。

（二）改变饮食及生活方式

NAFLD 的发病率逐年上升与人们高热量、高糖、高脂的饮食结构和久坐不动的生活方式有着密切的关系。对于伴有肥胖的 NAFLD 患者，减重是有效的治疗方式。研究发现，NAFLD 患者减重 3%～5%，伴随脂肪肝严重程度的减轻；减重 5%～7%则伴随肝脏炎症的指标的下降；减重超过 10%可以逆转肝脏纤维化的水平。在对 293 位 NASH 患者进行减重治疗的研究显示，体重减轻的越多，NASH 指标（NAS）的减轻程度越多。减重超过 10%的患者，NASH 指标和肝纤维化水平的改善最为明显。坚持有氧运动可以有效减少肝脏脂肪。研究显示，坚持 4 周的有氧运动可以使肝脏三酰甘油的含量降低 21%（$P < 0.05$）。有氧运动形式多样，如快走、慢跑、骑自行车、游泳等。需要根据自身情况制订适合自身的有氧运动方案。改变饮食不仅应该限制摄入的总热量，还应该改善饮食结构，包括减少胆固醇、饱和脂肪酸、果糖的摄入，增加多不饱和脂肪酸、植物纤维、维生素 C 和维生素 E 的摄入。

（三）药物治疗

药物主要在肝脏中进行解毒和代谢，过多的或者不恰当的药物摄入会增加肝脏负担和肝毒性。因此，应谨慎选择药物来治疗 NAFLD。一般对于单纯性脂肪肝患者，无须使用药物进行治疗。目前，还没有特异性治疗 NAFLD 的药物。临床上，主要应用二甲双胍、维生素 E、熊去氧胆酸等进行抗胰岛素抵抗、抗氧化应激和细胞保护治疗。降脂类药物治疗 NAFLD 仍然存在争议。一般对于经应用减肥降糖药或基础治疗 3～6 个月以上仍存在混合性高脂血症的患者，应考虑加用他汀类、苯氧芳酸类降脂药物，但是需要检测肝功能。匹格列酮是 PPARγ 的激动剂，可以减轻患者脂肪肝、肝损伤、炎症和肝纤维化。但是匹格列酮因可导致水钠潴留、骨质疏松、体重增加等不良反应，其临床应用受到限制。合并肥胖的非酒精性脂肪肝患者，如果改变生活方式 6～12 个月体重未能降低 5% 以上，可以谨慎使用西布曲明、奥利司他等减肥药物，促进脂肪代谢，改善 NAFLD 症状。

目前，有不少针对 NASH 的药物处于 2 期、3 期临床试验阶段，主要有如下几种类型的药物。

1. 改善代谢类药物　过氧化物酶体增殖蛋白活化受体（peroxisome proliferator-activated receptors，PPARs）是一类激素核受体，分布于肝脏、脂肪、骨骼肌等器官，调节脂质的代谢、转运以及糖异生等。PPARα 可以促进脂肪酸的氧化分解，PPARδ 还具有抗炎的作用。Elafibranor 是一种 PPARα/δ 的激动剂，2 期临床试验证实该药可以维持血糖平衡、改善脂质代谢及减轻肝脏炎症，是潜在的治疗 NAFLD 的药物。

胰高血糖素样肽-1（glucagon-like peptide-1，GLP-1）是一种小肠 L 细胞分泌的胰高血糖素样的多肽，可以促进胰岛素的分泌、增加胰岛 β 细胞的数量、抑制胰高血糖素的分泌、抑制食欲、延缓胃内容物排空、提高胰岛素敏感性等。Semaglutide 是 GLP-1 的类似物，只需要 1 周给药 1 次，其治疗 NASH 的临床试验正在进行中。

类法尼醇 X 受体（farnesoid X receptor，FXR）是一种多功能的核受体，在胆汁酸代谢、糖脂代谢、肝脏保护、调节肠道细菌的生长等方面发挥重要作用。奥贝胆酸是一种 FXR 的激动剂，不仅可以降低 NAFLD 患者肝脏脂肪变性程度，还可以改善患者胰岛素抵抗、抑制肝脏炎症和纤维化。目前，奥贝胆酸正处于 3 期临床试验，一些受试者出现瘙痒症和低密度脂蛋白水平升高的情况。因此，该药物的安全性有待于进一步明确。

乙酰辅酶 A 羧化酶（acetyl-CoA carboxylase，ACC）是脂肪酸从头合成的关键酶。ACC 的抑制剂 PF-05221304 可以抑制 NAFLD 患者肝脏脂肪的含量，但是该药物有导致高三酰甘油血症的潜在不良反应。硬脂酰-辅酶 A 去饱和酶（stearoyl-coenzyme A desaturase，SCD-1）是硬脂酰辅酶 A 去饱和酶，是不饱和脂肪酸合成的限速酶。Aramchol 是 SCD-1 的抑制剂，临床试验发现该药物可以降低 NAFLD 患者肝脏脂肪的含量(临床试验编号:NCT02279524)。

2. **拮抗细胞死亡类药物** 肝细胞的死亡是促进肝脏炎症、纤维化的重要驱动因素。因此,抑制肝细胞的死亡有助于防治 NASH。Emricasan 是泛天冬氨酸蛋白水解酶抑制剂(pancaspase inhibitor),可以抑制细胞凋亡,从而缓解肝脏的炎症和纤维化。目前,该药物处于 NASH 治疗的 2 期临床试验阶段。

3. **拮抗炎症类药物** 炎症细胞和促炎症的细胞因子在 NASH 发生、发展过程中发挥重要的作用。凋亡信号激酶(apoptosis signal-regulating kinase-1,ASK-1)可以促进(c-Jun N-terminal kinase,JNK)的活性,而 JNK 是促进炎症、细胞死亡的重要激酶。一个短期的临床试验发现 ASK-1 的抑制剂(Selonsertib)可以减轻 NASH 患者的纤维化。目前,Selonsertib 正处于 3 期临床试验,其疗效有待于进一步的评估。

(四)外科手术治疗

重度肥胖患者合并睡眠呼吸障碍、心脏病等疾病时,可以考虑减重手术治疗,有助于缓解肝脏脂肪变性、脂肪肝性肝炎和肝纤维化。当 NAFLD 患者病程发展到肝硬化或肝癌等终末期肝病阶段时,肝移植是唯一有效的治疗手段。预计 10 年后,NAFLD 将成为肝脏移植手术最主要的病因。

▋结　语

脂肪肝因其逐年增高的发病率及其诸多危害,正日益受到人们的重视。现代医学对脂肪肝的发病机制进行了大量研究,发现了许多重要的调控因子和潜在的分子机制,为脂肪肝的治疗提供了新的靶点和理论依据。但是脂肪肝的发病机制极其复杂,并且涉及多器官、多系统之间的相互关联和影响。因此,有待于更加深入的挖掘和探究。由于脂肪肝复杂的发病机制,单一的治疗方式往往难以取得良好的效果。去除病因,积极治疗原发病,改变不良的生活方式,坚持合理饮食与运动治疗,选择必要的、合适的药物作为辅助治疗手段,有助于干预和控制脂肪肝的发生、发展。迄今尚缺乏确切的治疗脂肪肝的有效药物,在切实有效的治疗药物得到确认前,不要盲从进行药物干预,否则只会增加肝脏的负担。随着脂肪肝发病机制研究的不断深入以及临床药物试验的积极进行,相信脂肪肝在未来能够得到有效防治。

第四章　脂质代谢异常与动脉粥样硬化

　　动脉粥样硬化性疾病(atherosclerosis，AS)是指动脉粥样硬化病变引起的严重器官血液供应障碍，导致器官功能紊乱的疾病。它是一大类严重危害人类健康的疾病，是世界范围内心脑血管疾病致死、致残的主要病因。动脉粥样硬化性疾病主要包括冠状动脉粥样硬化性疾病、脑动脉粥样硬化性疾病和周围动脉粥样硬化性疾病等。AS 的特点是病变从动脉内膜开始，先后有脂质和复合糖类集聚、出血和血栓形成、纤维组织增生和钙质沉着，并有动脉中层的逐渐退变和钙化。本章主要是从脂质代谢与动脉粥样硬化性疾病的方面进行系统的阐述。

第一节　脂质代谢异常与动脉粥样硬化的基本知识

一、动脉系统的血管生物学

　　血液从心脏泵出后运送至全身各处，运送血液至全身各处的血管为动脉。其分布特点为：①动脉主干一般分布于头颈、四肢和躯干，且左右基本对称；②躯干的动脉有壁支和脏支之分，壁支一般有节段性；③动脉多位于身体的深部、屈侧或安全隐蔽处，不易受损，常与静脉、神经等伴行，构成血管神经束，有的还包绕有结缔组织；④部分器官有双重血供，即功能血管与营养血管(如肝、肺)；⑤实质性器官，动脉由门进入，呈放射状分布，而空腔性器官，动脉先吻合成弓再分布；⑥动脉的管径、形态、分布形式与器官的形态、大小和功能密切相关。

　　根据动脉管径的大小可分为大动脉、中动脉、小动脉和微动脉，其管径的大小和管壁的结构逐渐改变。动脉管壁由内向外分为 3 层：内膜、中膜与外膜。内膜是 3 层中最薄的 1 层，主要由内皮细胞构成。电镜观察，内皮细胞内含有 1 种长杆状的 W－P 小体(Weibel-Palade body)，血管假性血友病因子 vWF(von Willebrand factor)是 W－P 小体的主要成分，是大分子糖蛋白。受外界刺激后，W－P 小体内储存的 vWF 可迅速释放到血管内，黏附聚集血小板和Ⅷ因子，参与凝血反应，形成血凝块，得以止血。随着动脉管腔逐渐变小，管壁各层的构成与厚度发生变化，以中膜变化最大。病理状态下，动脉中膜的平滑肌细胞可迁移入内膜增生并产生结蹄组织，使内膜增厚，这是动脉粥样硬化发生的重要病理过程。

二、动脉粥样硬化的发病机制

美国约翰·霍普金斯医院的心血管外科医生 Alfred Blalock 评论道:"心脏是冠心病的无辜旁观者,真正的罪犯是向心肌供血的血管。"有 2 个主要并相互关联的通路可用来解释动脉粥样硬化的病理生理和血管生物学(图 4-1):①低密度脂蛋白(LDL)通路的氧化;②炎症通路。动脉粥样硬化的病理生理过程即正常血管向硬化血管转变的过程:内皮激活/损伤,LDL 的摄取、滞留和氧化,单核细胞浸润转变成巨噬细胞并最终变成富含脂质的泡沫细胞,动脉中层平滑肌细胞增殖迁移至内膜,以及血栓形成这 5 个要素。尤其需要注意的是,诸多心血管疾病风险因素,如 LDL 升高、高血压、胰岛素抵抗和吸烟等,均促进内皮功能减退,动脉内膜的缓慢渐进性增厚。

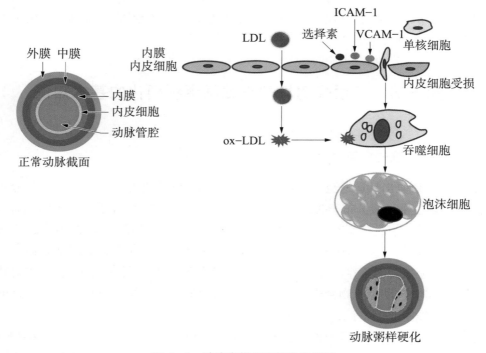

图 4-1 动脉粥样硬化的发病机制

1. **内皮细胞损伤与动脉粥样硬化** 内皮细胞是血液和血管壁之间的一层半透性屏障,通过分泌扩血管物质(如一氧化氮、前列环素、内皮衍生的超极化因子)及缩血管物质(如内皮缩血管肽)对血管进行局部调节。在动脉的分支、分叉或弯曲处,由于血液湍流增加和切应力降低,内皮常有生理性的慢性轻微损伤,成为易于形成 AS 的部位,而高血压时局部增加的牵张应力、高胆固醇血症、富含三酰甘油的脂蛋白残余颗粒等均可引起内皮的慢性损伤。

正常的血管内皮细胞可合成带负电基团的蛋白聚糖,分布在血管内皮细胞的表面,从而使血管内皮带有负电,与血浆中带有负电荷的蛋白质,尤其是小分子的蛋白质相互排斥,相对血液成分构成一个光滑的非黏附性的天然屏障。然而在环境致病因素、炎症因子、剪切应力、氧化应激及生物机械因素等多种致 As 因子的作用下,内皮细胞合成蛋白多糖减少,而选凝素、细胞间黏附分子－1(ICAM－1)及血管细胞黏附分子－1(VCAM－1)的表达增加。研究表明,选凝素、ICAM－1 及 VCAM－1 可能是介导单核细胞黏附的始动因子。循环中的单核细胞可能首先借助选择素被松散地锚定在异常的内皮细胞表面,进而在内皮细胞分泌的化学趋化因子,如单核细胞趋化蛋白－1(MCP－1)的作用下,通过与 ICAM－1 或 VCAM－1 相互作用相对牢固地黏附在内皮细胞上,最终可在血小板－内皮细胞黏附分子－1(platelet-endothelial cell adhesion molecule-1,PECAM－1)的作用下穿过内皮细胞层,进入内膜。

2. 脂质集聚与动脉粥样硬化　AS 损害中沉积的脂类,大多来自血浆中的 LDL,小而致密的 LDL 更容易进入内膜。进入动脉内膜的脂蛋白在脂蛋白脂酶等的作用下与细胞外基质中的蛋白多糖结合而滞留在动脉壁内,进而被氧化或糖化修饰。

LDL 氧化(ox－LDL)是促进血管内皮活化的重要因素之一。Brown 和 Goldstein 的研究表明,巨噬细胞几乎不表达 LDL 受体,然而,LDL 在体外与乙酸酐相互作用形成乙酰化 LDL,而后被巨噬细胞清道夫受体(scavenger receptor, SR)介导的内吞方式贪婪地摄取,导致过多的胆固醇摄入并最终促使巨噬细胞转变为泡沫细胞。LDL 的乙酰化消除了其赖氨酸 δ－氨基基团的正电荷,将较弱的阴离子脂蛋白转变成较强的阴离子分子。巨噬细胞吞噬 ox－LDL 后被转运到溶酶体,脂蛋白中胆固醇酯被水解成游离胆固醇和脂肪酸,过剩的游离胆固醇在脂酰基辅酶 A:胆固醇脂酰基转移酶(acyl－CoA:cholesterol acyltransferase, ACAT)的作用下被重新酯化,形成泡沫细胞。参与动脉粥样硬化发生的 SR 主要包括 SR－A、CD35 及 LOX－1 等。

斑块中 ox－LDL 可诱发凋亡相关基因表达紊乱,通过促使 Bcl－2 家族促凋亡和抗凋亡基因的平衡点向细胞凋亡方向倾斜,从而导致凋亡失衡。另外,它可通过抑制 NF－κB 的活性干扰抗凋亡基因 A20 的表达,也可通过 ox－LDL 受体调节 Bax/Bcl－2 比例诱导细胞凋亡。从一定意义上讲,在低浓度 ox－LDL 诱导下,巨噬细胞源性泡沫细胞的演变实质上是一个细胞凋亡的过程,而坏死可能是在凋亡之后发生的。同时,巨噬细胞摄取 ox－LDL 的过程不受细胞的反馈性抑制,当摄入过量的 ox－LDL 后,细胞后集聚大量游离胆固醇造成细胞毒性作用,通过激活 FASL 的表达,导致细胞凋亡。

3. 炎症与动脉粥样硬化　除了 LDL 氧化之外尚存在诸多其他反应,其中炎症就是动脉粥样硬化过程的首要因素。以往长期的观点认为,血管的炎症反应起源于血管的内膜侧,即受损伤的血管内膜内皮细胞或损伤后暴露于血流侧的血管中膜平滑肌细胞,以及聚集在损伤部位的血小板表达黏附分子,使血流中的炎性细胞如单核-巨噬细胞黏附于血管腔面,然后这些血管局部的血管平滑肌细胞、内皮细胞和单核-巨噬细胞表达分泌趋化因子,使黏附的炎性细胞迁移进入血管壁再发生炎症反应。而新的观点认为血管的炎症反应可能起源于血管外膜侧,然后向血管壁内部发展,支持该假说的证据是,在动物的 AS 模型和血管损伤后再狭窄模型的早期,发现血管外膜侧炎性细胞的大量聚集,外膜侧炎性细胞的聚集要早于内膜侧。

在动脉粥样硬化的早期,成纤维细胞就开始合成 MCP-1,后者能招募单核细胞、嗜碱性粒细胞、T 淋巴细胞和自然杀伤细胞。主要的炎症分子,如肿瘤坏死因子(TNF-α),是组织对细菌感染后反应性分泌的,通过释放 ROS、生长因子、细胞黏附分子和基质金属蛋白酶(matrix metallo proteinase,MMPs)等激活血管内皮,这些分子参与表型改变,如血管壁的细胞增殖、黏附、迁移、血管再生和凋亡。这些事件可较好地预测动脉硬化的起始、进展和严重程度,以及斑块破裂。但在动脉粥样硬化中将这些生物标记物用作心血管疾病预测因子的知识仍很有限,需要进一步研究。

三、动脉粥样硬化的病理学

20 世纪 90 年代中期,由 Stary 领衔的美国心脏病协会专家共识组对动脉粥样硬化进行了再定义与分类:Ⅰ型,适应性内膜增厚;Ⅱ型,脂质条纹;Ⅲ型,过渡期或中期损伤;Ⅳ型,进展期斑块,即粥样斑块;Ⅴ型,纤维粥样斑块或有厚纤维帽的粥样斑块;Ⅵ型,伴表面损伤的复合斑块和(或)血肿-出血和(或)血栓形成。在尸检中发现 50%~60% 冠状动脉猝死的病例,其罪犯病变(致命性斑块)都显示有急性血栓形成,而其余一部分为管腔狭窄>75% 的稳定斑块所致。

早期动脉粥样硬化病变为病理性内膜增厚。此病变主要由近管腔的平滑肌细胞、蛋白聚糖和Ⅲ型胶原构成。病变局部脂质池位于近管腔处,缺乏平滑肌细胞,富含蛋白聚糖。油红 O 染色进一步肯定了选择蛋白多糖能够促进脂质沉积过程。此病变的另一个重要标志是近管腔处的斑块存在巨噬细胞,病理性内膜增厚伴有巨噬细胞可能是更为严重的阶段。

脂质条纹是动脉粥样硬化的早期表现,但并非都发展成纤维斑块,是一种可逆性病变。在动脉粥样硬化病理普查中发现,脂纹最早见于新生儿。其好发于动脉壁血液分流处、动脉弯曲段的凹面和分支等部位。正常动脉的内膜附有一层内皮细胞。研究表明,动脉内皮细胞在动脉粥样硬化发生前就已经受损或脱落。血液中的单核细胞进入损伤内膜并可诱导转化为巨噬细胞,巨噬细胞和由动脉中膜迁入内膜的平滑肌细胞吞噬脂质可演变为泡沫细胞。随着动脉内膜脂质沉积的增多,迁移至内膜的单核细胞和动脉壁增生的平滑肌细胞吞噬脂质形成大量的泡沫细胞,泡沫细胞在动脉内膜的积聚可以形成肉眼可见的黄色脂肪或黄色脂肪条纹,这一时期称为脂质条纹期。

粥样斑块亦称粥瘤,为发展成熟的粥样硬化病变。斑块深层组织发生坏死、崩解,坏死组织与病灶内的脂质混合,形成黄白色、黏稠的粥样物质。肉眼观为明显隆起于内膜表面的灰黄色斑块。切面,表层的纤维帽为瓷白色,深部为多量黄色粥糜样物质。镜下典型的粥样斑块其表面是一层纤维帽,深层为脂质及组织坏死形成的无定形崩解物质,内有胆固醇结晶,底部和边缘为肉芽组织和纤维组织,并有少量泡沫细胞聚集和淋巴细胞浸润。

在粥样斑块的边缘常可以观察到大量薄壁的新生血管。在血流剪切力的作用下,斑块边缘区的薄壁血管常常发生破裂,造成壁内出血或斑块内出血。出血处常可见到含铁血黄素沉积。出血形成的血肿,使斑块更加突出,血肿逐渐由肉芽组织代替而发生机化。

内皮损伤可使内膜下的胶原蛋白等暴露于血液循环而引起血小板黏附及激活,在此基础上发生的斑块内血栓,可致斑块进一步增大。

第二节　动脉粥样硬化的风险因素

一、内因——遗传因素

胆固醇是构成生物细胞膜的三大类物质中的一类,是类固醇激素和胆汁酸的前体。高胆固醇血症时,血液中多余的胆固醇沉积于血管壁可导致动脉粥样斑块,这可能会引起血管渐进性狭窄,甚至完全闭塞,如果不稳定性斑块破裂可能导致血管破裂或者栓塞。高胆固醇水平通常是由遗传和环境因素共同作用而引起的。

动脉粥样硬化的遗传因素通常是由于多个基因的加性效应,尽管有时可能是由于单基因缺陷。突变的载脂蛋白、低密度脂蛋白受体与 *PCSK*9 基因变异可以引起家族性高胆固醇血症(familial hypercholesterolemia, FH)(图 4-2),是一种常染色体显性遗传性疾病,杂合子和纯合子都发病。FH 在某些人群中的发生较为频繁,包括南非人、法裔加拿大人、芬兰人、黎巴嫩人等。

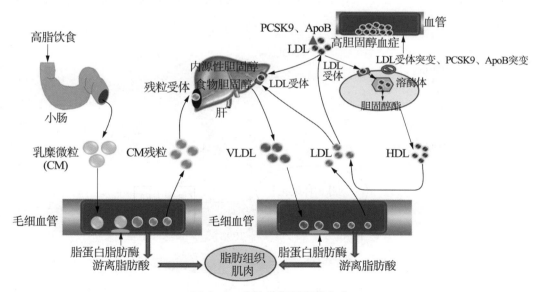

图 4-2　家族性高胆固醇血症

低密度脂蛋白受体蛋白由 *LDLR* 基因编码,这类受体能结合低密度脂蛋白颗粒——血液中胆固醇的主要载体。这些受体通过清除血液中的低密度脂蛋白在调节胆固醇水平中起着至关重要的作用。一些 *LDLR* 基因突变降低低密度脂蛋白受体在细胞内产生的数量,其他的突变使受体功能受损,降低其从血液中清除低密度脂蛋白的能力。

因此,低密度脂蛋白受体基因突变的人的血胆固醇含量显著增高。

高胆固醇血症也可以通过突变的 $ApoB$ 和 $PCSK9$ 基因造成,或是 $ApoB$ - 100 缺失的结果。其突变导致常染色体隐形遗传性高胆固醇血症($autosomal\ recessive\ hypercholesterolemia$,$ARH$),属于另一种类型的遗传性高胆固醇血症,这种高胆固醇血症发生率相对较低。ApoB 和 PCSK9 基因对低密度脂蛋白受体的正常功能是必须的。这些基因的突变改变低密度脂蛋白受体的功能,低密度脂蛋白受体不能有效清除血液中胆固醇,导致高胆固醇血症。

二、外因——生活方式

脂肪组织是人体必需的组成部分,含有大量脂肪细胞,具有广泛的生理功能。当各种原因引起体内脂肪堆积过多或分布异常,造成以体重过度增长为主要特征的,并由此产生人体结构和功能一系列变化的病理状态称为肥胖。肥胖与动脉粥样硬化的发生发展密切相关,主要体现在其与脂和糖代谢异常、高血压的发生及脂肪的分布变化等方面。目前认为,外周型肥胖并不会增加罹患心血管疾病、2 型糖尿病、代谢综合征的风险性。然而,当过多的脂肪组织在内脏堆积时,则形成腹型肥胖,与心血管疾病、2 型糖尿病、代谢综合征的发生明显相关(图 4 - 3)。腹部脂肪组织具有丰富的毛细血管且与门静脉直接相连。此外,腹部脂肪组织对胰岛素的敏感性也显著低于其他组织。因此,当腹部脂肪组织细胞由于脂质过度堆积导致细胞功能异常时,更易发生胰岛素抵抗,形成高三酰甘油血症。

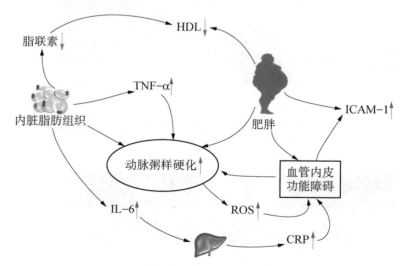

图 4 - 3　肥胖对动脉粥样硬化的影响

动脉粥样硬化的风险度随着年龄的增长而增加。人体尸检发现,冠心病(CAHD)的发生率在 9～19 岁为 22%;20～29 岁为 42.9%;40～49 岁为 63.7%;60～69 岁为 87.09%;70 岁以上为 100%,这说明 40 岁以上发生 CAHD 者尤为常见。老化是不可抗拒的,但延缓病变的发生是可能的,预防 As 的措施开始得越早越好。

1931 年,科学家 Vincent du Vigneaud 首次从膀胱结石患者中分离得到同型半胱氨酸(homocysteine,Hcy)。1962 年发现 1 岁发生致死性肺栓塞患儿身上发现同型半胱氨酸尿症。后来又陆续发现严重的细胞内维生素 B₁₂ 代谢障碍及亚甲基四氢叶酸还原酶缺陷均可引起类似同型半胱氨酸尿症的临床症状。大量饮酒等不健康得饮食习惯可引起维生素的肠吸收功能障碍,肝脏摄入减少,经尿液排出得量增加,导致维生素 B₁₂、叶酸和磷酸吡哆醛缺乏,而导致血浆 Hcy 浓度升高。吸烟者由于叶酸含量不足,常引起体内叶酸缺乏,维生素及叶酸吸收障碍,从而使 Hcy 浓度升高。

第三节　血脂异常和动脉粥样硬化的饮食和药物治疗

一、饮食治疗

许多流行病学研究证明饮食模式、血脂水平及心血管疾病之间密切相关。过度摄入饱和脂肪酸和胆固醇导致血脂水平升高也已被反复报道了数十年。保持健康体重,定期进行体力活动,可以防止心血管疾病的发生。饮食控制,即减少饱和脂肪酸、反式脂肪酸及胆固醇的摄入,增加植物固醇与可溶性纤维素的摄入,减少三酰甘油的摄入;生活方式的改变,即增加运动与控制体重。

饮食中的胆固醇仅来自动物源食物,主要为蛋黄、乳制品、动物内脏和肉类制品。国家胆固醇教育计划推荐胆固醇摄入量限于每日 300 mg 以下,治疗性生活方式改变饮食方案推荐人群将胆固醇进一步限制于每日 200 mg 以下,最大限度地降低 LDL - C。营养干预是使血脂达到预期目标的一个至关重要的步骤,可以减少冠心病的发生。大多数的建议的目标是:降低 TC,特别是降低 LDL - C 水平;包括:①饱和脂肪酸与反式脂肪酸的摄入不超过总热量的 7%,碳水化合物每日摄入量低于 200 mg;②尽力达到理想体重,至少减重 5 kg;③增加每日总膳食纤维的摄入 25~30 g;④通过每日不少于 2 g 的植物固醇的摄入来降低 LDL - C 水平。

三酰甘油增高是心血管疾病的危险因素,严重的三酰甘油增高可以导致胰腺炎。鱼油富含的 ω - 3 可以减低三酰甘油,并可能有其他心血管以及非心血管方面的获益。鱼油和其他海鲜中富含的多不饱和脂肪酸二十五碳烯酸(EPA)和脱氢表雄酮(DHA)是 ω - 3 脂肪酸的代表。美国心脏病学会建议食用鱼类或者海鲜以及服用鱼油可以作为减少心律失常,减低猝死风险,减低动脉粥样硬化概率,降低血压的治疗方法。除了食用鱼类或者海鲜以及服用鱼油外,医生也可以开具 ω - 3 脂肪酸处方。在美国每天常规给予 ω - 3 脂肪酸 4 g 以治疗极高的高三酰甘油血症(>27 mmol/L)。在欧洲,每天常规给予 ω - 3 脂肪酸 2~4 g 以治疗高三酰甘油血症,对罹患冠心病的患者每天给予 1 g 进行二级预防以防止猝死发生。

规律体育活动的广泛益处是不容置疑的。无论是正规的体育运动项目还是工作中的体力活动,只要参加规律的能量消耗性活动,都能降低心血管疾病及全因死亡率。发生心脏事件后的运动锻炼似乎也能减少冠状动脉事件和全因死亡。坚持体育锻炼能减少心脏疾病源于体育锻炼对脂质和脂蛋白的影响,但脂质和脂蛋白对于体育锻炼的反应,个体间差异很大,这表明遗传因素起着重要作用。

二、药物治疗

大量的动物和临床实验证据显示,降低低密度脂蛋白胆固醇(LDL－C)可以减缓动脉粥样硬化疾病的进展并能预防临床事件的发生。他汀类药物作为降低 LDL－C 的药物,可以安全地减少心血管事件的发生率和总的病死率。入选超过 10 万例受试对象的临床随机试验所得到的一致性证据表明,他汀类药物能使冠心病和脑卒中的发病风险降低,且与 LDL－C 的降低成比例关系。他汀类药物通过抑制 HMG－CoA 还原酶来降低 LDL－C,HMG－CoA 还原酶是胆固醇合成的限速酶。细胞内胆固醇浓度的降低会使 LDL 受体表达上调,因此会增加对循环中 LDL－C 的清除。HMG－CoA 的下游产物也会影响到炎症、血栓和舒血管因素。

胆汁酸螯合剂(BAS)在肠腔中发挥作用,阻断胆汁酸的肠-肝循环,而胆汁酸中富含胆固醇。临床上有 2 种 BAS 药物:考来烯胺、考来替泊。在长期临床试验中被证明,能够通过中等程度降低 LDL－C 水平来中等程度地降低冠心病风险。

烟酸可以改善所有的脂类指标。烟酸降低 TG 的机制是通过部分抑制脂肪组织释放脂肪酸,以减少肝脏 TG 的合成,同时它还能增加脂蛋白酯酶的活性,加快清除血浆中乳糜微粒包含的 TG。烟酸还可以减少 ApoB 的合成,从而降低 VLDL－C 和 LDL－C 的水平。提高 HDL－C 的作用,可能是因为烟酸降低肝脏对 HDL 的摄取和分解,也有可能与其降低 TG 有关。

贝特类是过氧化物酶增殖体活化受体 a(PPAR－A)的激活剂,能够上调脂蛋白脂肪酶的基因表达,同时下调脂蛋白脂肪酶抑制剂 ApoC-的基因表达。脂蛋白脂肪酶增加 TG 的水解,进而减少 VLDL 的分泌并增加富含 TG 微粒的分解。贝特类在降低 TG 的同时,还能通过增加 ApoA。

(汤其群　王丽影　潘东宁　郭　亮　汤　妍)

参考文献

1. 查锡良,药立波. 生物化学与分子生物学[M]. 8 版. 北京:人民卫生出版社,2013.

2. 林果为,王吉耀,葛均波.《实用内科学》第 1～15 版[J]. 科技与出版,2017,276(12):2.

3. 汤其群. 生物化学与分子生物学[M]. 上海:复旦大学出版社,2017.

4. 中华人民共和国国家卫生和计划生育委员. WS/T 428－2013 中华人民共和国卫生行业标准:成人体重判定[S/M]. 北京:中国标准出版社,2013.

5. Baynes JW, Dominiczak MH. Medical biochemistry [M]. St. Louis: Elsevier/Mosby, 2005: 209－220.

6. Brestoff JR, Artis D. Immune regulation of metabolic homeostasis in health and disease [J]. Cell, 2015,161:146－160.

7. Friedman SL，Neuschwander-Tetri BA，Rinella M，et al. Mechanisms of NAFLD development and therapeutic strategies［J］. Nat Med，2018,24(7):908-922.

8. Habchi J，Chia S，Galvagnion C，et al. Cholesterol catalyses A β 42 aggregation through a heterogeneous nucleation pathway in the presence of lipid membranes［J］. Nat Chem，2018,10(6): 673-683.

9. Horiuchi S，Sakamoto Y，Sakai M. Scavenger receptors for oxidized and glycated proteins［J］. Amino Acids，2003,25(3-4):283-292.

10. Hotamisligil GS. Inflammation，metaflammation and immunometabolic disorders［J］. Nature，2017,542:177-185.

11. Kajimura S，Spiegelman BM，Seale P. Brown and beige fat: physiological roles beyond heat generation［J］. Cell Metabolism，2015,22:546-559.

12. Koliaki C，Liatis S，Kokkinos A. Obesity and cardiovascular disease: revisiting an old relationship ［J］. Metabolism，2019,92:98-107.

13. Kwiterovich PO. Johns Hopkins 血脂异常［M］. 李建军等，译. 北京:科学出版社,2012.

14. Lee YS，Wollam J，Olefsky JM. An integrated view of immunometabolism［J］. Cell，2018,172: 22-40.

15. Nelson DL，Cox MM. Lehninger principles of biochemistry［M］. 6th ed. New York: W. H. Freeman and Company，2013.

16. Rosen ED，Spiegelman BM. What we talk about when we talk about fat［J］. Cell，2014,156: 20-44.

17. Rowell RJ，Anstee QM. An overview of the genetics，mechanisms and management of NAFLD and ALD［J］. Clin Med (Lond),2015,15(Suppl 6):s77-82.

18. Schuster S，Cabrera D，Arrese M，et al. Triggering and resolution of inflammation in NASH ［J］. Nat Rev Gastroenterol Hepatol，2018,15(6):349-364.

19. Wan Z，Shan-Dong Y，Chao C，et al. Involvement of RBP4 in diabetic atherosclerosis and the role of vitamin D intervention［J］. J Diabetes Research，2018:1-9.

20. Younossi Z，Henry L. Contribution of alcoholic and nonalcoholic fatty liver disease to the burden of liver-related morbidity and mortality［J］. Gastroenterology. 2016,150(8):1778-1785.

第二篇 | 糖代谢与其相关疾病

第五章　葡萄糖代谢

第六章　胰岛素信号转导

第七章　胰岛 β 细胞发育与功能

第八章　糖尿病

第九章　低血糖症

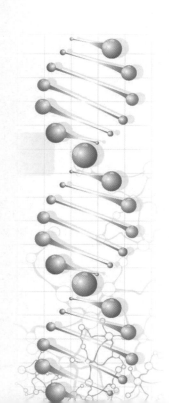

糖是人体所需的一类重要的营养物质，其主要生理功能是为生命活动提供能量和碳源。葡萄糖是体内主要供能物质和碳源，其他单糖如果糖、半乳糖、甘露糖等主要转变为葡萄糖代谢的中间产物，且所占比例很小，故本篇重点介绍葡萄糖代谢与其相关疾病。

第五章　葡萄糖代谢

第一节　葡萄糖吸收与利用

　　食物中糖类以淀粉为主，如小麦、稻米、谷物等，为多聚葡萄糖，在唾液和胰液的 α-淀粉酶（α-amylase）作用下，水解为寡糖，包括含有 α-1,4 糖苷键的麦芽糖和 α-1,6 糖苷键的异麦芽糖，进一步被肠道黏膜刷状缘的 α-糖苷酶水解为葡萄糖。糖类被消化成单糖后才能在小肠被吸收。葡萄糖被小肠黏膜细胞吸收后经门静脉入肝脏，再经过血液循环供身体各组织细胞摄取。肝脏对于维持血糖稳态发挥关键作用。当血糖较高时，肝脏通过合成糖原降低血糖；当血糖较低时，肝脏通过分解糖原和糖异生来升高血糖。

　　血糖指血液中葡萄糖的水平。正常生理状态下，体内主要代谢组织（如肝脏，肌肉，脂肪等）在胰岛素、胰高血糖素、肾上腺素、皮质激素等多种激素的共同作用下，动态调节机体的代谢过程，从而使血糖保持在相对稳定的水平（$3.9 \sim 6.1$ mmol/L）。体内葡萄糖主要有三大来源：通过小肠吸收食物中的葡萄糖，糖原分解产生葡萄糖，以及非糖物质通过糖异生过程生成葡萄糖。而进入细胞中的葡萄糖存在以下几种代谢途径：首先，葡萄糖通过糖酵解过程生成丙酮酸，丙酮酸可以被还原为乳酸，或通过转氨基作用转变为丙氨酸；也可以转化为乙酰辅酶 A。乙酰辅酶 A 进而可以通过三羧酸循环彻底氧化分解，最终生成 CO_2 和 H_2O，并释放能量；也可以作为底物参与脂肪酸的合成。此外，进入肝脏和肌肉等组织的葡萄糖可以合成糖原，储存于局部组织中。最后，葡萄糖还可能被释放到循环当中。由于将葡萄糖释放到循环中的关键酶葡萄糖-6-磷酸酶仅表达于肝脏和肾脏组织。因此，仅肝肾组织具有释放葡萄糖的功能（图 5-1）。

　　葡萄糖吸收入血后进入组织细胞的过程依赖一类葡萄糖转运蛋白（glucose transporter，GLUT），现已发现 14 种不同的葡萄糖转运蛋白，分别在不同的组织细胞中发挥作用。根据这类转运蛋白编码基因的序列特点可以将其分为 3 类。第 1 类包括 GLUT1～4 以及新近发现的 GLUT14，这类转运蛋白的功能较为明确。例如，GLUT1 及 GLUT3 广泛分布于全身各组织中，是细胞摄取葡萄糖的基本转运体。GLUT2 主要表达于一些葡萄糖感应细胞，如肝细胞和胰岛 β 细胞中，在肝脏的葡萄糖摄取和转运，以及胰岛素的动态分泌过程中发挥重要作用。而 GLUT4 主要存在于脂肪和肌肉组织中，以胰岛素依赖的方式摄取葡萄糖。第 2 类葡萄糖转运蛋白包括 GLUT5、GLUT7、GLUT9 和 GLUT11，这类转运体除具有转运葡萄糖的功能外，还参与果糖的转运。第 3 类包括 GLUT8、GLUT10、GLUT12 和 GLUT13，有关此类转运体的研究目前相对较

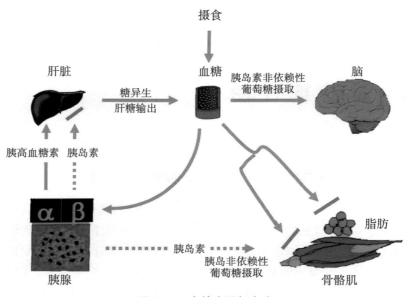

图 5-1　血糖来源与去路

少。这些 GLUT 成员的组织分布不同,生物功能不同,决定了各组织中葡萄糖代谢各具特色。

在外周组织中,骨骼肌是餐后摄取循环中葡萄糖的主要器官。此外,脂肪组织也能摄取部分血糖。骨骼肌和脂肪组织对葡萄糖的摄取主要通过胰岛素依赖的 GLUT4 实现。在没有胰岛素刺激的情况下,骨骼肌或脂肪细胞中仅 4%～10% 的 GLUT4 定位于细胞膜表面,发挥转运葡萄糖的功能,而 90% 以上的 GLUT4 则储存于细胞内的囊泡中。进食后饮食中的葡萄糖促进胰岛素分泌,胰岛素通过与细胞膜表面的特异性受体结合,进一步激活下游信号通路,促进 GLUT4 从细胞内到细胞膜表面的转位,从而促进外周组织的葡萄糖摄取。

肝脏是体内葡萄糖输出的主要器官,肝脏输出的葡萄糖主要有 2 种来源:肝糖原分解为葡萄糖;以及利用丙酮酸、乳酸、甘油和某些氨基酸等生成葡萄糖,即糖异生。在不同条件和餐后不同时间点,2 种机制对于维持血糖水平的贡献也不同。利用^{13}C 磁共振扫描结合全身血糖生成测定实验发现,正常人体在空腹不同时间后糖异生来源的葡萄糖占肝糖输出的比例在 50%～96%,且这一比例随着空腹时间的延长而增加(图 5-1)。

肝糖异生的主要意义在于维持血糖恒定。人体某些组织代谢所需的能量几乎全部由葡萄糖提供。例如,大脑、神经组织、红细胞、肾脏髓质等。生理状态下,脑组织每天需要约 120 g 葡萄糖,这比肝脏和肌肉中储存的全部糖原的一半还多。而在长期饥饿、剧烈运动等情况下,机体内储备的糖原将被迅速耗尽,此时机体将利用乳酸、甘油、生糖氨基酸等生成葡萄糖,以维持血糖水平的相对恒定。

第二节 糖的无氧氧化

葡萄糖的无氧氧化的全部反应都在细胞质中进行,分为糖酵解和乳酸生成 2 个阶段。

一、糖酵解

1 分子葡萄糖可裂解为 2 分子丙酮酸,该过程称为糖酵解(glycolysis),它是葡萄糖无氧氧化和有氧氧化的共同起始途径。在不能利用氧或氧供应不足时,丙酮酸再进一步生成乳酸,称为糖的无氧氧化。氧气供应充足时,丙酮酸主要进入线粒体中彻底氧化为 CO_2 和 H_2O,即糖的有氧氧化。

(1) 葡萄糖磷酸化生成葡萄糖- 6 -磷酸:葡萄糖进入细胞后,在己糖激酶的催化下,生成葡萄糖- 6 -磷酸(G - 6 - P),该反应不可逆,是糖酵解的第 1 个限速步骤。

(2) 葡萄糖- 6 -磷酸转变为果糖- 6 -磷酸:这是由磷酸己糖异构酶催化的醛糖和酮糖间的异构反应。

(3) 果糖- 6 -磷酸转变为果糖- 1,6 -二磷酸:这是由磷酸果糖激酶- 1(PFK - 1)催化,生成果糖- 1,6 -二磷酸(F - 1, 6 - BP)。该反应不可逆,是糖酵解的第 2 个限速步骤。

(4) 果糖- 1,6 -二磷酸裂解成 2 分子磷酸丙糖:该步反应由醛缩酶催化,产生磷酸二羟丙酮和 3 -磷酸甘油醛。

(5) 磷酸二羟丙酮转变为 3 -磷酸甘油醛:3 -磷酸甘油醛和磷酸二羟丙酮是同分异构体,在磷酸丙糖异构酶的催化下可互相转变。

(6) 3 -磷酸甘油醛氧化为 1,3 二磷酸甘油酸:该反应由 3 -磷酸甘油醛脱氢酶催化。

(7) 1,3 二磷酸甘油酸转变为 3 -磷酸甘油酸:该反应由磷酸甘油酸激酶催化,使酸酐上的磷酸基转移到 ADP 上,形成 ATP 和 3 -磷酸甘油酸,也称之为底物磷酸化。

(8) 3 -磷酸甘油酸转变为 2 磷酸甘油酸:该步骤由磷酸甘油酸变位酶催化。

(9) 2 -磷酸甘油酸脱水生成磷酸烯醇式丙酮酸:烯醇化酶催化 2 -磷酸甘油酸脱水生成磷酸烯醇式丙酮酸。

(10) 磷酸烯醇式丙酮酸发生底物水平磷酸化生成丙酮酸:这是糖酵解的最后 1 步,由丙酮酸激酶催化,此反应不可逆,是糖酵解的第 3 个限速步骤,也是第 2 次底物水平磷酸化。

在糖酵解产能阶段的 5 步反应中,2 分子磷酸丙糖经 2 次底物水平磷酸化转变成 2 分子丙酮酸,总共生成 4 分子 ATP。

二、丙酮酸被还原为乳酸

该反应由乳酸脱氢酶(LDH)催化。

糖无氧氧化的全部反应见图 5 - 2。

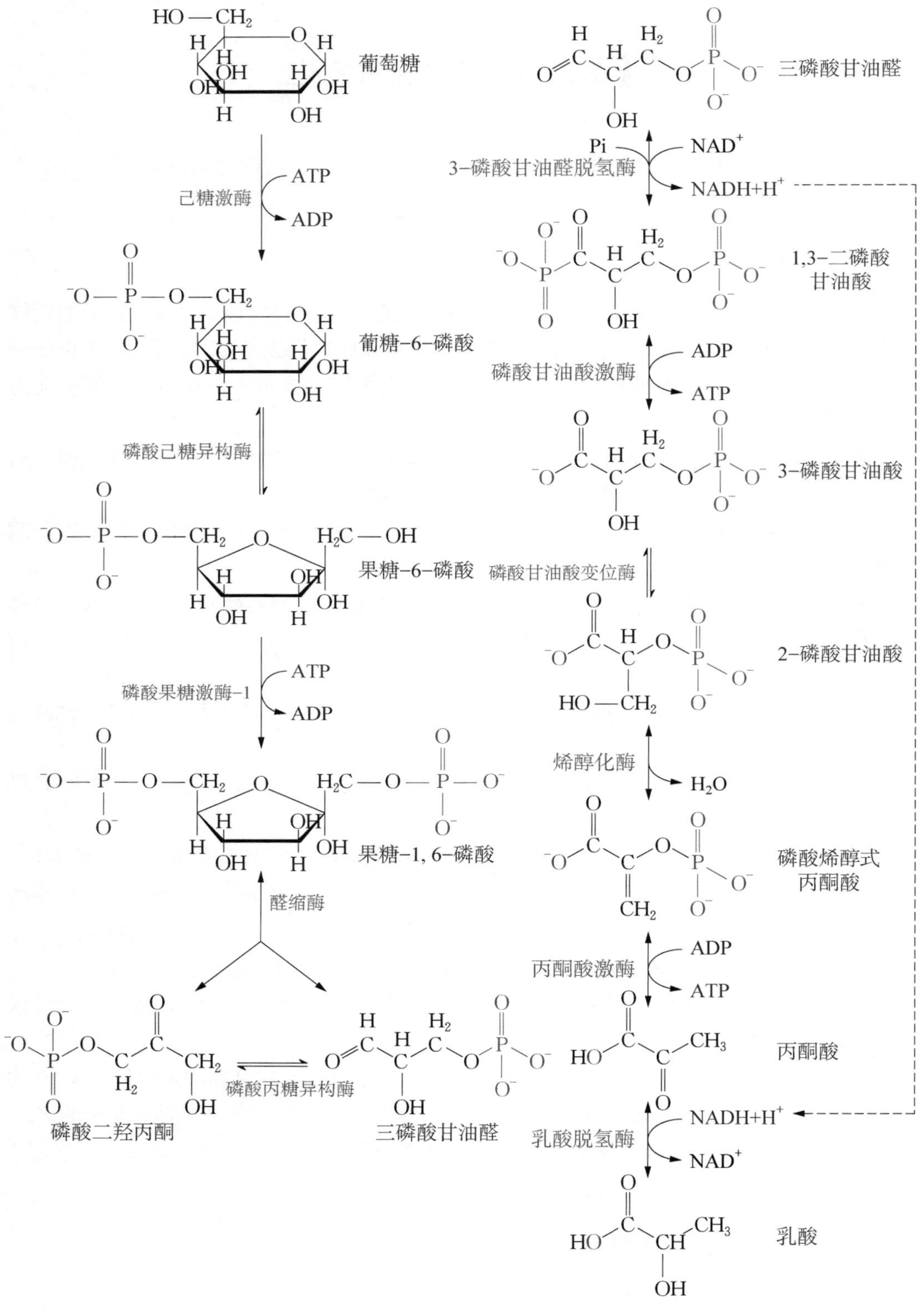
葡萄糖
己糖激酶
ATP
ADP
葡糖-6-磷酸
磷酸己糖异构酶
果糖-6-磷酸
磷酸果糖激酶-1
ATP
ADP
果糖-1, 6-磷酸
醛缩酶
磷酸二羟丙酮
磷酸丙糖异构酶
三磷酸甘油醛
三磷酸甘油醛
Pi
NAD+
3-磷酸甘油醛脱氢酶
NADH+H+
1,3-二磷酸甘油酸
磷酸甘油酸激酶
ADP
ATP
3-磷酸甘油酸
磷酸甘油酸变位酶
2-磷酸甘油酸
烯醇化酶
H2O
磷酸烯醇式丙酮酸
丙酮酸激酶
ADP
ATP
丙酮酸
乳酸脱氢酶
NADH+H+
NAD+
乳酸

图 5－2　糖的无氧氧化

第三节　糖的有氧氧化

糖的有氧氧化分 3 个阶段:第 1 阶段葡萄糖在细胞质中经酵解生成丙酮酸;第 2 阶段丙酮酸进入线粒体氧化脱羧生成乙酰辅酶 A;第 3 阶段乙酰辅酶 A 进入三羧酸循环,并偶联进行氧化磷酸化。

(1) 丙酮酸进入线粒体氧化脱羧生成乙酰辅酶 A:丙酮酸进入线粒体经过 5 步反应氧化脱羧生成乙酰辅酶 A。该反应由丙酮酸脱氢酶复合体催化。

(2) 乙酰辅酶 A 与草酰乙酸缩合成柠檬酸:该反应由柠檬酸合成酶催化,是三羧酸循环的第 1 个限速步骤。

(3) 柠檬酸经顺乌头酸转变为异柠檬酸:柠檬酸在顺乌头酸酶催化下与异柠檬酸互变。

(4) 异柠檬酸氧化脱羧转变为 α-酮戊二酸(α-ketoglutaric acid, α-KG):异柠檬酸在异柠檬酸脱氢酶的催化下脱羧产生 α-酮戊二酸。该反应是三羧酸循环的第 2 个限速步骤。

(5) α-酮戊二酸氧化脱羧生成琥珀酰 CoA:α-酮戊二酸继续氧化脱羧转变为琥珀酰 CoA,该反应由 α-酮戊二酸脱氢酶复合体催化,该反应是三羧酸循环的第 3 个限速步骤。

(6) 琥珀酰 CoA 合成酶催化底物水平磷酸化反应生成琥珀酸。

(7) 琥珀酸脱氢生成延胡索酸:该反应由琥珀酸脱氢酶催化。

(8) 延胡索酸加水生成苹果酸:该反应由延胡索酸酶催化。

(9) 苹果酸脱氢生成草酰乙酸:该反应由苹果酸脱氢酶催化。

三羧酸总反应见图 5-3。

第四节　血糖稳态调控

机体血糖稳态的维持主要是激素调控的结果。体内参与血糖调节的激素主要包括胰岛素、胰高血糖素、肾上腺激素和糖皮质激素等。这些激素通过改变肝脏、肌肉、脂肪、胰岛等代谢组织中关键酶的活性,对各个代谢过程发挥调控作用,从而使机体代谢适应体内能量供应和需求的变化。

1. 胰岛素　胰岛素(insulin)由胰岛 β 细胞分泌,是体内最重要的降糖激素。胰岛素的分泌受血糖水平调控,当餐后血糖水平升高时,葡萄糖通过 GLUT2 进入胰岛 β 细胞内,通过糖酵解反应产生 ATP。细胞内 ATP 浓度的升高使细胞膜表面 ATP 依赖的钾离子通道迅速关闭,钾离子外流减少导致细胞膜去极化,进而激活电压依赖的钙离子通

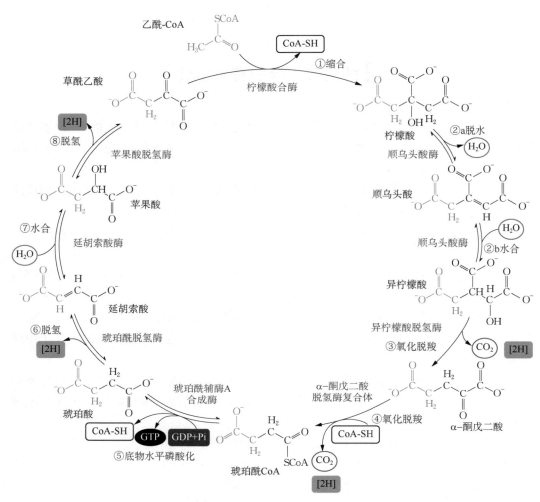

图 5-3　三羧酸循环过程及酶类

道,最终使胞质内钙离子浓度升高,从而促进胰岛素的释放。胰岛素通过与靶细胞膜表面的胰岛素受体特异性结合,进而激活下游信号通路发挥降低血糖的作用。胰岛素降低血糖的机制主要包括:①通过增加 GLUT4 的活性,促进肌肉、脂肪组织对葡萄糖的摄取;②激活糖原合酶,抑制糖原磷酸化酶,从而促进肝脏和肌肉组织中的糖原合成,抑制糖原分解;③通过激活丙酮酸脱氢酶复合体,促进乙酰辅酶 A 的生成。肝脏生成的乙酰辅酶 A 一方面可以进入三羧酸循环彻底氧化分解,另一方面可以作为原料合成脂肪酸,以 VLDL 的形式运输至脂肪组织,进而在脂肪组织中以三酰甘油的形式储存;④抑制肝糖异生,这一方面是因为磷酸烯醇式丙酮酸羧激酶的合成受到抑制,另一方面是由于氨基酸加速合成肌肉蛋白质,从而使糖异生的原料减少所致。

　　2. **胰高血糖素**　胰高血糖素(glucagon)由胰岛 α 细胞分泌,是体内升高血糖的主要激素。血糖降低可促进胰高血糖素的分泌。胰高血糖素升高血糖的机制主要包括:①通过 cAMP 依赖的磷酸化反应,抑制糖原合酶而激活糖原磷酸化酶,从而抑制肝糖原合成,加速肝糖原分解。②通过降低 2,6 -二磷酸果糖的浓度,变构激活糖异生关键酶 1,6 -二磷酸果糖酶,而抑制糖酵解关键酶磷酸果糖激酶- 1,从而促进肝脏糖异生并抑制葡萄糖的分解。③降低肝脏丙酮酸激酶的活性,从而抑制磷酸烯醇式丙酮酸向丙酮酸的转化,进而抑制糖酵解;同时促进磷酸烯醇式丙酮酸羧激酶的合成,使糖异生加强。④激活脂肪组织内激素敏感性脂肪酶,促进脂肪动员,释放的游离脂肪酸运输至肝脏、肌肉等组织提供能量,而将葡萄糖优先供重要器官如脑组织利用。

3. 肾上腺素　肾上腺素(epinephrine)是体内强有力的升高血糖的激素,主要在应激状态下发挥调节作用,对经常性血糖波动(如进食-饥饿循环)没有生理学意义。与胰高血糖素类似,肾上腺素能够通过 cAMP 依赖的磷酸化级联反应,加速糖原分解,抑制糖原合成。肝糖原分解为葡萄糖以补充血糖;肌糖原通过无氧氧化生成乳酸,并释放能量供肌肉收缩利用。此外,肾上腺素也能够激活脂肪组织内激素敏感性脂肪酶,从而促进脂肪动员。最后,肾上腺素能够促进胰高血糖素分泌,而抑制胰岛素分泌,从而协同发挥抑制能量储存、促进能量产生和利用的生物学作用。

4. 糖皮质激素　糖皮质激素(glycocorticoid)是体内重要的应激激素,与肾上腺素相比,糖皮质激素是一类起效相对较慢的升糖激素,主要通过在转录水平改变关键代谢酶的表达,而非改变已有代谢酶的活性而发挥作用。糖皮质激素升高血糖的机制主要包括:①促进肌肉组织中蛋白质分解,从而为肝脏糖异生提供原料;同时增加磷酸烯醇式丙酮酸羧激酶的表达,从而加速糖异生;②通过抑制丙酮酸的氧化脱羧,阻止体内葡萄糖的分解利用;③促进脂肪动员,释放的游离脂肪酸为其他组织供能,而甘油分子可以作为肝脏糖异生的原料生成葡萄糖。

第六章　胰岛素信号转导

　　胰岛素释放入循环后作用于特定组织,调节葡萄糖、脂肪、蛋白质的代谢,产生广泛的生物学效应。胰岛素的生物学效应分为 3 类:即刻效应、中期效应和长期效应。胰岛素的即刻效应包括对酶的共价修饰,如磷酸化和去磷酸化反应。胰岛素的中期效应在胰岛素刺激后的 5~60 分钟可被检测到,3~6 小时达到高峰。中期效应包括诱导基因表达和蛋白质合成。胰岛素的长期效应需要几个小时至几天的时间才能表现出来,主要体现在刺激 DNA 合成、细胞的增殖和分化方面。胰岛素的上述 3 种效应可能不是通过共有的 1 种机制发生的。胰岛素结合于胰岛素受体,沿着共有的或分散的信号通路,产生不同的生物学效应(图 6 - 1)。

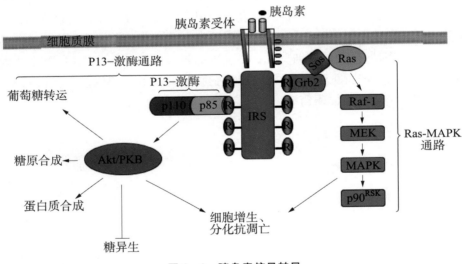

图 6 - 1　胰岛素信号转导

第一节　胰岛素信号转导通路

　　胰岛素发挥作用是一系列复杂网络信号活动作用的结果。胰岛素与细胞膜上的胰岛素受体(insulin receptor, IR)结合,激活胰岛素受体酪氨酸激酶活性,使胰岛素受体底物(insulin receptor substrate, IRS)家族的酪氨酸残基磷酸化。活化的胰岛素受体底物激活磷脂酰肌醇 3 激酶(phosphatidylinositol 3-hydroxy kinase, PI3K)和蛋白激酶 B (protein kinase B，Akt/PKB)等下游信号转导通路,进而:①抑制磷酸烯醇丙酮酸羧化酶(PEPCK)和葡萄糖 6 磷酸酶(G6Pase)基因表达,抑制肝糖异生;②使无活性的糖原合酶转为激活的形式,增加糖原的合成;③促进 GLUT4 转位到膜上,从而增加外周组织摄取葡萄糖的能力。胰岛素信号转导通路还可以激活细胞外信号调节激酶(ERK)/丝裂原活化蛋白激酶(MAPK),调节细胞增殖。胰岛素信号转导系统中的一些重要的信号转导分子包括如下几种。

1. 胰岛素受体(IR)　胰岛素受体与 IGF-1 受体同属受体酪氨酸激酶(RTK)家族,由 2 个 α 亚基和 2 个 β 亚基形成四聚体,α 亚基位于胞外,上有胰岛素结合位点;β 亚基分为胞外区、跨膜区和胞内区,胞内区含有酪氨酸激酶。无胰岛素刺激时,α 亚基对 β 亚基的酪氨酸激酶起抑制作用;胰岛素作用时,胰岛素和 α 亚基特异性结合,诱导其构象发生改变,对 β 亚基的抑制作用解除,β 亚基特定部位酪氨酸激酶活化,进一步与胰岛素受体底物接触,使其酪氨酸残基磷酸化。

2. IRS　自从 1985 年 IRS-1 被分离纯化,目前,至少有 9 种胰岛素受体酪氨酸激酶的胞内底物被发现,其中 4 种属于 IRS 家族,还有包括 Gab-1、p60dok、Cb1、APS 和 Shc 异形体。这些底物的功能类似船坞,可作为下游 SH2 信号蛋白的停靠平台,使后者磷酸化,对传入的信号进行整合、放大,调控细胞的生长和代谢。不同的 IRS 由于组织分布、亚细胞定位及其内在活性的不同,在细胞水平显示不同的功能,但其功能具有互补性。IRS-1 和 IRS-2 在胰岛素信号通路发挥糖代谢生理效应中起着重要作用。IRS-1 以促进肌肉、脂肪组织摄取、利用葡萄糖为主;而 IRS-2 以促进肝脏糖原合成和抑制肝葡萄糖输出为主。

3. 下游信号　PI3K 是一种胞内磷脂酰肌醇激酶,在介导胰岛素的代谢效应中起关键作用。PI3K 由 1 个相对分子质量为 85 000 的调节亚基(P85)和 1 个 110 000 的催化亚基(P110)组成。前者含有 2 个 SH2 区段,分别与 IRSs 蛋白上的特定位点相结合,催化细胞膜上磷脂酰肌醇(PI)的磷酸化。静息状态时 P85 对 P110 起抑制作用,在胰岛素刺激下,IRS 与 P85 相结合,其抑制作用解除,P110 即活化。目前发现调节亚基至少有 8 种不同的异构体,这可能与 PI3K 功能的多样性有关。

PI3K 激活后,锚定至细胞膜,使 PI、磷脂酰肌醇一磷酸(PIP)和磷脂酰肌醇二磷酸(PIP$_2$)磷酸化而生成 PIP、PIP2 或磷脂酰肌醇三磷酸(PIP$_3$),这些产物被认为是胰岛素和其他生长因子的第二信使,与含有 PH 区段的下游分子结合,将信号下传。其中 PIP$_3$ 尤为重要,是介导胰岛素 PI3K 依赖的生物学效应的主要介质。PIP$_3$ 可直接与 PI3K 下游信号分子结合,通过多种机制介导信号转导。PI3K 下游的信号分子主要有三大类:色氨酸/苏氨酸蛋白激酶的 AGC 超家族;三磷酸鸟苷酸 Rho 家族的鸟嘌呤核苷酸交换蛋白;以及酪氨酸激酶的 TEC 家族。

Akt/PKB 为丝/苏氨酸蛋白激酶,Akt 上的 PH 区段与 PI3K 的产物结合后锚定至细胞膜,其第 308 位苏氨酸及 473 位丝氨酸分别被磷酸化而激活。活化的 Akt 通过磷酸化糖原合酶激酶 3(glycogen synthase kinase，GSK3)、间接和直接激活叉头(forkhead transcription factors of the Oclass，FOXO)转录因子和 cAMP 反应元件结合蛋白

（cAMP response element binding protein，CREB）而在转导胰岛素信号的通路中起重要作用。Akt 磷酸化下游 FOXO 转录因子是胰岛素信号抑制肝糖异生的重要途径。空腹状态时，FOXO 结合于 PEPCK 和 G6P 酶启动子上的反应元件，促进其表达。CREB 和 FOXO 联合作用显著促进葡萄糖异生。然而，进食状态下，胰岛素水平升高时，通过胰岛素信号途径，Akt 磷酸化 FOXO 蛋白（Thr24，Ser256 和 Ser319 3 个位点），阻止其进入核内，进而下调 PEPCK 和 G6P 酶基因的表达，抑制葡萄糖异生。

第二节　葡萄糖转运蛋白

葡萄糖分子高度亲水，无法自由通过疏水的生物膜，其进出细胞需要依靠膜上的转运蛋白完成。主要协同转运蛋白超家族（major facilitator superfamily，MFS）GLUTs 在此过程中至关重要。人体中的 GLUTs 共有 14 种，目前研究较清楚的是 GLUT1，2，3，4，它们负责向人体的不同组织转运葡萄糖。比如，GLUT1 主要负责葡萄糖进入红细胞和跨越血脑屏障，GLUT2 主要在肝、脾、小肠等内脏细胞中发挥作用，GLUT3 负责为神经系统摄取葡萄糖。GLUT4 则是肌肉和脂肪组织的主要葡萄糖转运蛋白。1985 年，首先克隆 GLUT1 蛋白，GLUT1 表达十分广泛，并不受胰岛素的调控，负责基础状态下的葡萄糖转运。1988 年，相继克隆了 GLUT4 蛋白，GLUT4 分布于胰岛素应答性组织如肌肉和脂肪组织中。当胰岛素刺激时，GLUT4 便从胞内转位到细胞膜上，发挥糖转运的作用，促进细胞摄取葡萄糖。上游的 PI3K 活化可以直接或间接地促进 GLUT4 此种转位上膜过程。另外，观察到运动时肌肉细胞膜上的 GLUT4 明显增加，肌肉葡萄糖摄取相应明显增加。在 2 型糖尿病患者的骨骼肌和脂肪细胞均观察到 GLUT4 从胞质转运到胞膜过程受损。

第七章　胰岛 β 细胞发育与功能

▌第一节　胰岛 β 细胞发育过程

　　胰岛由分泌胰岛素的 β 细胞、分泌胰高血糖素的 α 细胞、分泌生长抑素的 δ 细胞、分泌胰多肽的 PP 细胞和分泌生长素释放肽的 ε 细胞组成。胰岛 β 细胞是伴随着胰腺组织的发育过程而发育的。

　　小鼠胰芽最早出现在胚胎发育 8.5 天，与此同时在原肠管的腹侧区的 2 个部位检测到 $Pdx1$ 的表达，而背侧区仅检查到一个部位表达 $Pdx1$。大约在胚胎发育 9.5 天胰芽上皮开始向包裹它的间充质组织伸出分枝，此时开始出现最早的内分泌细胞——胰高血糖素阳性细胞。从胰芽最早出现的 E8.5 天到分枝出现的 E9.5 天称之为胰腺发育的第一转化期。第二转换期为 E13.5～E15.5 天，随着十二指肠的右侧翻转，背腹胰芽融合成一个完整的器官。此时导管上皮末端分化成外分泌胰腺，胰腺上皮单个细胞排列形成内分泌细胞，5 种内分泌细胞都可以检测到。从 E16.5～E19 天，各种内分泌细胞迁移聚集形成胰岛，此后内分泌激素和外分泌酶快速增加，称之为第三转化期。

　　在小鼠胰腺内分泌的发育分化依赖于转录因子 Ngn3，Ngn3 纯合缺失的小鼠其胰腺内分泌细胞缺失。作为胰腺内分泌前体细胞的 Ngn3 阳性细胞在小鼠胰腺发育过程中呈双波分布，首次出现在第一转化期，但大部分出现在第二转换期，并于 E15.5 天达到峰值。Ngn3 阳性内分泌细胞数量达到峰值后，这些胰腺内分泌的前体细胞通过时序表达特异的转录因子逐渐分化成特定的胰岛内分泌细胞。这些转录因子当中最先出现的是受 Ngn3 调控的转录因子。例如，NeuroD1、Insm1、Rfx6 和 Myt。这些转录因子先于内分泌的前体细胞向各个特定的内分泌细胞分化之前表达，提示它们在维持胰腺内分泌的前体细胞生存和进一步分化过程中发挥重要作用。研究证实，$Insm1$ 突变小鼠其胰腺内分泌前体细胞发育出现缺陷。随着胚胎的继续发育，除了上述最先出现的特异转录因子，这些胰腺内分泌前体细胞被特异组合的谱系转录因子所调控继续向分泌单个激素的内分泌细胞分化。利用基因敲除技术特异性失活这些谱系转录因子，并不明显改变内分泌细胞的数量，但内分泌细胞的各种细胞类型比例会改变。有研究报道缺失 Nkx2.2 的小鼠，小鼠胰腺内观察不到 β 细胞，同时 α 细胞和 PP 细胞的数量也显著减少。而 Pax4 缺失的小鼠 ε 细胞数量明显增加，而 β 细胞也显著减少。这些研究提示 Nkx2.2 和 Pax4 在 β 细胞的谱系发育中发挥重要作用。PDX1 对于 β 细胞维持其细胞特效和功能也发挥重要功能，β 细胞特异性敲除 PDX1，胰岛 β 细胞量显著减少。Nkx6.1 对于内分

泌前体细胞向 β 细胞定向分化也发挥着重要作用,内分泌前体细胞外源性表达 Nkx6.1 能诱导这些前提细胞朝 β 细胞方向分化,而 β 细胞特异性删除 Nkx6.1,则这些 β 细胞会转分化成其他内分泌细胞。这些分化完成的胰岛 β 细胞在妊娠晚期和出生早期还要经历功能成熟的转变。

第二节　胰岛 β 细胞发育调控

胰岛 β 细胞的发育除了受上述转录因子影响之外,还受到多条信号通路的调控。最初胰芽的形成需要抑制 Hedgehog 信号通路,而早期胰腺的发育还需要 Fgf、Wnt、TGFβ 和 EGF 等多条信号通路的协调作用。除了 Fgf2 在调节 PDX1 在胰芽早期的表达之外,Fgf 家族的多个成员在胰腺细胞的发育和分化中也发挥着重要作用。胚胎发育时在胰腺上皮特异敲除经典 Wnt 信号分子 β-联蛋白(catenin)会引起胰腺上皮减少,后期的胰岛 β 细胞数量也会减少。TGF-β 在胰腺的发育过程中能够促进外分泌系细胞和内分泌系细胞的稳定,并且能促进内分泌前体细胞向胰岛 β 细胞分化和成熟。胰腺特异性缺失 EGFR 会导致胰腺发育异常,新出生小鼠胰岛 β 细胞量减少并诱发糖尿病,这些提示 EGF 在胰岛 β 细胞的发育中发挥重要调节作用。

第三节　胰岛素分泌与调节

大约在 19 世纪中叶,一位德国医学生朗格汉斯(Langerhans)发现胰腺存在 2 种细胞,即腺泡细胞和胰岛细胞,随后胰岛又称之为朗格汉斯岛。直到 19 世纪后叶,德国生理学家和病理学家闵可夫斯基(Minkowski)才揭示胰岛的功能。他从犬身上切除胰腺,犬表现出和糖尿病患者一样的症状,多饮、多尿,血糖和尿糖增高。结扎犬的胰腺导管,胰腺萎缩,胰岛完好无损,犬不表现出任何糖尿病的症状。因此,他们建立了胰岛与血糖调节之间的关系,之后许多科学家尝试从胰岛中分离能够治疗糖尿病的物质。1921 年夏天,加拿大外科医生班廷(Banting)来到多伦多大学,开始了胰岛素发现之旅。首先,他说服了生理学系主任麦克劳德(Macleod)教授,给他两间实验室,并且麦克劳德还给他安排了一位生化系学生贝斯特(Best)。随后,麦克劳德离开多伦多去度假。班廷和贝斯特从结扎胰管的犬胰腺中一次又一次纯化提取物,在暑期即将结束的时候,他们终于获得了成功,将提取物给胰腺切除而患糖尿病的犬注射,犬的糖尿病症状很快得到缓解,此提取物取名为胰岛素(insulin)。为此,班廷和麦克劳德获得 1923 年诺贝尔生理学或医学奖。

1968 年,Matschisky 等报道了葡萄糖激酶(glucokinase,GK)在肥胖小鼠分泌胰岛素的朗格汉斯胰岛细胞中表达。这个重要发现,为理解葡萄糖感应与代谢奠定了理论基础。GK 催化胰岛 β 细胞中葡萄糖代谢的第 1 步,催化葡萄糖磷酸化生成葡萄糖-6-磷酸(G-6-P),并进一步启动后序的酶促反应,从而产生大量 ATP。ATP 的升高关闭了 ATP 敏感的钾离子通道,使细胞膜去极化,钙离子通道开放,增加细胞内钙离子浓度,促使释放胰岛素。α 细胞中的下游信号传导与 β 细胞相似:葡萄糖增加会增加[ATP]/[ADP]比率,从而导致 ATP 调节的钾离子通道关闭和膜去极化,与 β 细胞不同的是在 α 细胞中,去极化导致参与动作电位的电压门控钠离子通道的电压依赖性失活。动作电位高度的减少降低了介导钙离子进入的 P/Q 钙离子通道的激活,并且降低了胰高血糖素释放。图 7-1 为胰岛 β 细胞分泌机制。

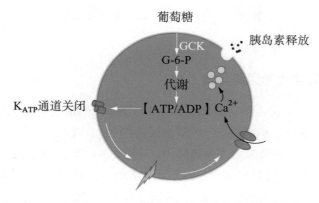

图 7-1　胰岛 β 细胞分泌机制

第八章 糖 尿 病

▌第一节 胰 岛 素 抵 抗

一、胰岛素信号转导通路异常

2 型糖尿病(type 2 diabetes mellitus，T2DM)是一类最为常见的糖尿病,其特征为胰岛素抵抗与胰岛素分泌相对缺乏。2 型糖尿病的确切病因尚不清楚,与遗传和环境因素有关。2 型糖尿病有很强的家族聚集倾向,一级亲属中存在糖尿病患者的人群易患糖尿病。其他风险因素包括增龄、肥胖、缺少体力活动等。胰岛素信号转导是维持血糖稳定的重要环节,各种危险因素通过影响胰岛素信号转导,降低外周组织胰岛素敏感性,是 2 型糖尿病发生最为重要的病理生理过程。

1. **胰岛素受体前异常**　受体前胰岛素抵抗主要与循环中存在胰岛素抗体有关,胰岛素抗体与胰岛素结合,阻碍了胰岛素与受体的结合,从而不能激活胰岛素信号转导通路。

2. **胰岛素受体异常**　由于编码胰岛素受体基因突变,导致胰岛素受体结构改变,胰岛素信号转导障碍。临床上表现为典型的胰岛素抵抗,包括矮妖精貌综合征(Donohue syndrome，leprechaunism),A 型胰岛素抵抗和 Rabson-Mendenhall 综合征。

3. **胰岛素受体后信号转导异常**　受体后信号转导异常机制十分复杂,也是 2 型糖尿病胰岛素抵抗最为常见的缺陷。受体后缺陷涉及受体自身磷酸化障碍;IRS 的丝氨酸位点磷酸化,抑制酪氨酸位点磷酸化;PI3K 和 Akt 活性受到抑制,蛋白酪氨酸磷酸酶 1B(PTP-1B)活性增加等。PTP-1B 属于蛋白质酪氨酸磷酸酶家族,通过使胰岛素受体或其底物上的激酶活化部分酪氨酸残基去磷酸化,对胰岛素信号转导进行负性调节;PTP-1B 过表达降低酪氨酸激酶活性,胰岛素信号下传障碍,导致胰岛素抵抗。Akt2 主要表达在胰岛素敏感性组织。*Akt2* 基因敲除小鼠出现外周组织的胰岛素抵抗和胰岛 β 细胞减少,出现 2 型糖尿病。George 等发现 *Akt2* 单基因突变家系成员出现明显的胰岛素抵抗和糖尿病表型。野生型的 *Akt2* 活化后作用于 FOXA2 转录因子,导致 FOXA2 从胞核转位至胞质,下调 FOXA2 介导的 *PEPCK* 基因表达。突变型 Akt2 丧失上述功能,导致 *PEPCK* 基因过度表达,肝糖生成增加和外周葡萄糖利用减少,肝脏和外周组织出现严重胰岛素抵抗。

二、2 型糖尿病的发病机制

2 型糖尿病是复杂的遗传因素和环境因素共同作用的结果,其特征为伴有胰岛素抵抗和 β 细胞功能双重缺陷。当存在胰岛素抵抗时,如果 β 细胞能代偿性增加胰岛素分泌,则可维持血糖正常;当 β 细胞功能有缺陷、对胰岛素抵抗不能完全代偿时,就会出现血糖升高,发生 2 型糖尿病。人们普遍认为胰岛素抵抗在 2 型糖尿病发生、发展中起主要作用。大量流行病学研究提示,胰岛素抵抗在 2 型糖尿病诊断前 5~10 年就已经存在。因此,胰岛素抵抗还是日后发生 2 型糖尿病最好的临床预测指标。

目前已有的证据显示,2 型糖尿病是一种慢性非特异炎症性疾病,炎症是胰岛素抵抗的触发因素,是 2 型糖尿病的发病基础。炎症是机体消除损害因素、对局部组织损伤进行修复的过程,由非特异性免疫和特异性免疫介导。脂肪组织和肝脏分泌的多种炎症因子如 TNF - α、IL - 6、C 反应蛋白(C-reactive protein,CRP)和纤溶酶原激活抑制物-1(plasminogen activator inhibitor type,PAI - 1)等可以影响机体的能量摄入储存和代谢,干扰胰岛素信号转导,是导致胰岛素抵抗的主要分子机制。生理情况下,胰岛素与胰岛素受体结合使受体磷酸化,导致 IRS 的酪氨酸激酶磷酸化,激活下游底物,将胰岛素信号下传。然而,炎症因子激活的一系列激酶也可以使 IRS 发生磷酸化,但是作用部位在酪氨酸附近的丝氨酸或苏氨酸上,一旦丝氨酸或苏氨酸磷酸化就会干扰酪氨酸的磷酸化,导致 IRS 和胰岛素受体的结合松散以及激活下游底物 PI3K 的能力下降,从而减弱胰岛素信号转导,引起胰岛素抵抗。受炎症因子激活而干扰胰岛素信号转导的丝氨酸/苏氨酸激酶包括 JNK、NF - κB 抑制物激酶 β(IKKβ)、蛋白激酶 Cθ(protein kinases,PKCθ)等。此外,还涉及细胞因子信号转导抑制因子(suppressor of cytokine signaling,SOCS)和诱导型一氧化氮合酶/一氧化氮(iNOS/NO)等多种信号通路。

JNK 是一种丝氨酸/苏氨酸激酶,属于 MAPK 家族的成员,对于细胞的发育、分化、凋亡以及炎症和免疫反应均起着重要的调节作用。目前认为,JNK 信号通路在肥胖引起的胰岛素抵抗中起关键作用。TNF - α 和 FFA 均可激活 JNK。体内外试验证实,JNK 通过促进 IRS - 1 的 307 位丝氨酸磷酸化引起胰岛素抵抗。在饮食诱导的肥胖小鼠和 ob/ob 小鼠的肝脏、肌肉和脂肪组织中 JNK 的活性显著升高。在饮食诱导的肥胖小鼠,*JNK* 基因敲除后胰岛素抵抗明显减轻。在 ob/ob 小鼠,*JNK* 基因敲除可部分缓解肥胖、高血糖和高胰岛素血症。肥胖小鼠肝脏中 IRS - 1 的 307 位丝氨酸磷酸化显著增强,但在 *JNK* 基因敲除小鼠中未见明显增强。在 TNF - α 引起的肝细胞胰岛素抵抗模型中,JNK 抑制剂可完全阻断 IRS-1 位丝氨酸磷酸化。上述研究表明,JNK 激活后通过磷酸化 IRS 上第 307 位的丝氨酸,干扰邻近的磷酸化结合位点,阻碍正常的酪氨酸磷酸化而导致胰岛素抵抗。

IKKβ 是调节炎症过程的关键调节因子 NF - κB 的激活物,是炎症信号干扰胰岛素信号转导的联系枢纽。采用抗炎药物水杨酸制剂阿司匹林处理肥胖大鼠,其胰岛素受体及胰岛素诱导的 Akt 酪氨酸磷酸化活性增强,IRS - 1 的丝氨酸/苏氨酸磷酸化减弱,提示胰岛素敏感性增强。现已证实,IKKβ 至少通过下列 2 种途径影响胰岛素的信号转导:

直接促进 IRS-1 的丝氨酸磷酸化;使 NF-κB 抑制因子(IκB)磷酸化而激活 NF-κB,进而促进多种炎症因子如 TNF-α 和 IL-6 的产生,形成低度炎症信号的正反馈,加重胰岛素抵抗。NF-κB 是一种普遍存在于组织细胞内可诱导核转录激活的因子,是炎症启动、调节的关键因子。正常情况下,NF-κB 与其抑制因子 IκB 结合,以无活性的形式存在于细胞质中。IκB 与 NF-κB 结合后能阻止 NF-κB 进入细胞核内与特异的 DNA 结合。TNF-α、IL-6 等炎症因子可激活 IKKβ,使 IκB 磷酸化并与 NF-κB 解离,游离的 NF-κB 转移至细胞核内,结合到靶基因的同源 DNA 结合位点,从而启动靶基因转录,发挥它的生物学功能。同时 IKKβ 也是 IRS 的丝氨酸磷酸化激酶,可使 IRS307 位丝氨酸磷酸化,导致正常的酪氨酸磷酸化受抑制,影响胰岛素受体和 IRS 结合,终止胰岛素信号进一步下传。敲除 IKKβ 基因的动物显示出胰岛素敏感性增强,血糖降低,提示 IKKβ 是连接炎症与胰岛素抵抗的桥梁物质。

　　PKC 属于磷脂依赖性丝/苏氨酸蛋白激酶家族成员,PKCθ 可促进 IRS-1 的 307 位丝氨酸磷酸化,抑制酪氨酸磷酸化,产生胰岛素抵抗。PKCθ 还可通过激活其他丝/苏氨酸蛋白激酶如 IKKβ 或 JNK 等途径导致胰岛素抵抗(图 8-1)。

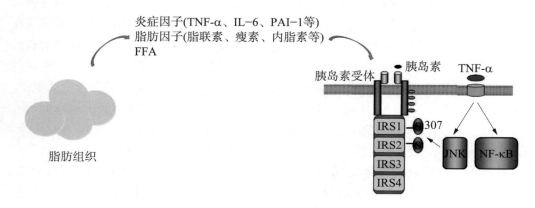

图 8-1　胰岛素抵抗机制

　　目前已知的 SOCS 家族共有 8 个成员,其中至少有 3 种 SOCS 分子如 SOCS1、SOCS3 和 SOCS6 参与介导细胞因子对胰岛素信号通路的抑制。炎症因子 TNF-α 和 IL-6 均可激活 SOCS。TNF-α 可诱导 SOCS3 的产生,在 TNF-α 缺乏的动物脂肪组织 SOCS3 水平降低。SOCS 介导胰岛素抵抗的机制为抑制 IRS-1 酪氨酸磷酸化,减少 IRS 与 PI3K 的调节亚单位 P85 结合。新近的研究发现 SOCS3 还可通过泛素介导的降解途径,加速 IRS-1 和 IRS-2 的降解,抑制胰岛素信号转导。

　　炎症和胰岛素抵抗互相促进,形成低度炎症恶性正反馈效应。炎症启动后分泌的 TNF-α、IL-6 等炎症因子可通过干扰胰岛素信号通路,阻碍胰岛素信号的进一步下传,导致肌细胞、肝细胞的胰岛素抵抗的发生。同时胰岛素抵抗又可促进炎症因子的进一步分泌。因此在糖尿病患者终止炎症反应有着尤为重要的意义。

第二节　胰岛 β 细胞功能缺陷

一、2 型糖尿病胰岛 β 细胞缺陷

2 型糖尿病导致的高血糖促使胰岛 β 细胞出现一系列病理变化,主要包括胰岛 β 细胞凋亡、胰岛 β 细胞去分化和转分化。细胞凋亡是一种细胞程序性死亡,细胞凋亡呈现出特征性形态学变化,主要包括细胞皱缩、染色质凝集、凋亡小体形成和细胞骨架解体等,其中以胞核的变化最为显著;细胞凋亡时细胞的生化改变具有复杂性和多样性,包括 DNA 片段化、多种蛋白酶调控、胞质 Ca^{2+} 持续升高、pH 值的变化、线粒体在细胞凋亡中起重要作用。诱导细胞凋亡的因素很多,大致可以分为胞内细胞因子和胞外刺激因子,而细胞凋亡的介导途径也可主要分为死亡受体/细胞膜信号传导途径和线粒体信号转导途径。

成熟 β 细胞能够敏感的感知外周环境中葡萄糖浓度的变化并能分泌适量的胰岛素,这些成熟的胰岛 β 细胞内含有大量的分泌颗粒并表达特异性的基因(如胰岛素、MafA 等)。传统的观点认为这些成熟的胰岛 β 细胞逐渐死亡导致胰岛 β 细胞数量减少不能分泌足够的胰岛素进而导致 2 型糖尿病的发生、发展。而 Accili 的研究表明,胰岛 β 细胞并没有死亡,而是丢失上述特性,退回到早期、较为原始的阶段,即胰岛 β 细胞去分化。这些去分化的胰岛 β 细胞无法敏感地感知外周的葡萄糖浓度变化,不再分泌胰岛素,因而传统的胰岛素染色无法着色。撤除体内的生理或病理性应激、应用胰岛素治疗均可部分恢复 β 细胞的某些特性。

二、葡萄糖毒性

正常状态下葡萄糖是机体主要的能量来源,2 型糖尿病患者由于胰岛素分泌不足及胰岛素抵抗导致慢性高血糖。慢性高血糖对胰岛 β 细胞的功能产生损害称之为高葡萄糖毒性。短期的高血糖会引起胰岛 β 细胞可逆的胞吐机制的异常,导致胰岛 β 细胞对葡萄糖的敏感性下降。持续的高血糖长期促进胰岛 β 细胞分泌胰岛素进一步导致细胞内可释放的胰岛素池耗竭,而长期的高血糖作用下则可对胰岛 β 细胞产生慢性进行性的不可逆损伤,胰岛 β 细胞凋亡增加而量减少。

三、脂毒性

FFA 正常生理条件下也是机体重要的能量来源,其正常浓度范围内对胰岛 β 细胞并没有毒性作用。高脂毒性是指长期的超过正常范围的高浓度脂肪酸对胰岛 β 细胞的损伤作用。这一作用涉及炎症、氧化应激、内质网应激和自噬等多个生物学过程。当然,高脂毒性这个概念本身还有一些争议,一些学者认为在血糖水平正常的情况下,FFA 水平升高并不损伤胰岛 β 细胞功能,胰岛 β 细胞通过调整自身对脂肪酸的代谢能力使其利

用加强,并不会发生糖尿病。高脂毒性的发生必须同时存在高血糖的异常,即高血糖在高脂毒性的发生中发挥重要作用,因而提出"糖脂毒性"的概念,即没有高血糖则单纯高浓度 FFA 对胰岛 β 细胞功能并没有毒性作用。这一概念的提出也可部分解释相当一部分肥胖伴随血脂异常的患者并不发生糖尿病的现象。

正常生理条件下,FFA 进入胰岛 β 细胞后参与氧化磷酸化。胰岛 β 细胞内 FFA 的代谢与糖代谢和氨基酸代谢相互影响,但过量的 FFA 进入胰岛 β 细胞内可干扰葡萄糖的氧化过程,改变胰岛素基因的表达,导致基础胰岛素分泌增加而葡萄糖刺激的胰岛素分泌功能下降。随着高浓度 FFA 的持续影响,胰岛 β 细胞内胰岛素含量下降,胰岛 β 细胞凋亡增加,胰岛 β 细胞减少进而基础胰岛素分泌和葡萄糖刺激的胰岛素分泌都出现缺陷。

分泌蛋白都需要在内质网正确的折叠,胰岛 β 细胞内胰岛素的合成和分泌很旺盛,因而其对内质网应激非常敏感。高浓度 FFA 能够增加胰岛 β 细胞内质网应激,会导致错误折叠蛋白增加,蛋白运输异常。进一步细分,饱和脂肪酸例如棕榈酸能够促进胰岛 β 细胞的内质网应激,而非饱和脂肪酸则能对胰岛 β 细胞起到保护作用。棕榈酸处理 INS-1 细胞,细胞内非折叠蛋白明显增多;当棕榈酸与油酸一起处理 INS-1 细胞时,细胞内非折叠蛋白不再增加。有研究报道棕榈酸也能促进胰岛 β 细胞的凋亡,而这一效应是由棕榈酸促进内质网应激进而促进内源性线粒体凋亡途径而介导的。

四、炎症和自噬

除了前述细胞凋亡、去分化转分化、糖脂毒性之外,研究表明某些炎症在 2 型糖尿病的发生发展中也发挥着部分作用。2 型糖尿病患者胰腺的组织学检查发现胰岛存在炎性细胞侵入、胰淀粉样蛋白沉积、细胞死亡和纤维化,这些发现提示炎性反应也许与胰岛 β 细胞供功能异常相关联。无论啮齿类 2 型糖尿病模型(GK 大鼠、db/db 小鼠)还是 2 型糖尿病患者的胰岛内的巨噬细胞数量都出现增加。巨噬细胞能分泌多种细胞因子(IL-1β、TGF β1 等),而 IL-1β 能促进胰岛细胞的炎症反应。

五、代谢压力下胰岛 β 细胞的代偿性增殖

通常情况下,啮齿类动物和人类的胰岛大部分 β 细胞处于静息状态,胰岛 β 细胞基础增殖比例较低。当机体由于肥胖和妊娠等生理和病理生理情况下产生的胰岛素抵抗导致代谢压力增加,胰岛 β 细胞发生代偿性增殖。

20 世纪 80 年代的一项尸检研究结果提示,非糖尿病肥胖个体的胰岛 β 细胞量较正常个体显著增加。最近的几项尸检研究证实了上述的结论,并且发现非糖尿病肥胖个体的胰岛 β 细胞量与 BMI 呈正相关。从这些研究结果很容易推测肥胖个体存在胰岛 β 细胞增殖。由于缺乏有效的活体检测人体胰岛 β 细胞量的技术手段,目前有关肥胖与胰岛 β 细胞增殖的研究主要在啮齿类动物上进行。研究发现,ob/ob 肥胖小鼠的胰岛 β 细胞量增加 3.6 倍,主要为 β 细胞增殖的增加,而不是新生胰岛的形成。高脂饮食(60% 脂肪)喂养 3 个月的雄性 C57BL/6J 小鼠,胰岛 β 细胞量显著增加。有研究显示,短期静脉

输入脂肪酸并不能诱导胰岛 β 细胞增殖,恰恰相反,较高水平的 FFA 抑制了葡萄糖介导的胰岛 β 细胞增殖。上述高脂饮食诱导的胰岛 β 细胞的增殖与这些小鼠的体重增加和不同程度的胰岛素抵抗密切相关。这说明肥胖状态下的胰岛 β 细胞增殖并不仅仅是由摄入的高脂饮食直接诱导而是多种混合因素所介导。复旦大学中山医院内分泌科的研究发现,给予小鼠连续 72 小时静脉输注 50% 葡萄糖,胰岛 β 细胞量显著增加。妊娠期间母体的胰岛素抵抗程度增加,为了满足增加的胰岛素需求,胰岛 β 细胞除了增加胰岛素的合成和分泌外,胰岛 β 细胞增殖往往也显著增加。有研究报道,小鼠妊娠期间胰岛 β 细胞数量可以增加 3~4 倍,包括 β 细胞体积增大和增殖。胰腺部分切除也观察到胰岛 β 细胞代偿性增殖。Dor 等 2004 年利用细胞示踪技术发现,小鼠切除 70% 胰腺后胰岛 β 细胞的再生主要是通过胰岛 β 细胞代偿性增殖而不是新生。但是人体胰腺组织部分切除后没有观察到胰岛 β 细胞代偿性增殖现象。

代谢压力下胰岛 β 细胞的代偿性增殖涉及细胞外信号刺激、细胞内信号转导及细胞周期蛋白的调控。代谢压力下参与刺激胰岛 β 细胞的代偿性增殖的细胞外信号主要有葡萄糖、胰岛素、催乳素、GLP-1 和其他生长因子。早期研究表明持续葡萄糖输注能显著促进胰岛 β 细胞增殖,这一效应可能是高血糖本身所致,也可能与继发的胰岛素大量分泌有关。胰岛 β 细胞特异性敲除胰岛素受体以及 IRS-2 的小鼠胰岛 β 细胞数量出现减少,这些小鼠的表型证实了胰岛素信号在胰岛 β 细胞增殖中的作用。代谢压力下除了葡萄糖和胰岛素参与胰岛 β 细胞代偿性增殖以外,机体的其他器官与胰岛 β 细胞之间也存在广泛的对话,这些器官分泌的激素和生长因子进入循环,调节胰岛 β 细胞代偿性增殖。这些激素和生长因子主要有垂体分泌的催乳素、肠道分泌的 GLP-1、肝脏分泌的 betatrophin。妊娠期间催乳素水平的峰值出现时间和胰岛 β 细胞的代偿性增殖高峰时间高度吻合,提示催乳素在妊娠所诱导的胰岛 β 细胞代偿性增殖中可能发挥着重要作用。研究发现,胰岛 β 细胞特异性高表达催乳素能够诱导胰岛 β 细胞量显著增加,而全身敲除催乳素受体的小鼠表现为胰岛 β 细胞量减少和胰岛素分泌缺陷。有研究报道催乳素受体缺失的杂合子小鼠妊娠时胰岛 β 细胞增殖、体积和细胞量均出现下降,糖耐量亦出现异常,这进一步说明了催乳素信号在妊娠诱导的胰岛 β 细胞代偿性增殖中的作用。GLP-1 是由肠道 L 细胞分泌的激素,其对胰岛 β 细胞的增殖作用尚存一些争议。大鼠体内实验以及 β 细胞株的体外实验均证实了 GLP-1 能够促进胰岛 β 细胞增殖,但 GLP-1 却不能促进人类胰岛 β 细胞的增殖。最近,Peng 等研究发现,给予大鼠连续输注胰岛素受体拮抗多肽 S961,造成胰岛素抵抗状态,肝脏和脂肪组织分泌 betatrophin 增加,进入循环的 betatrophin 能显著促进胰岛 β 细胞代偿性增殖。

代谢压力下胰岛 β 细胞代偿性增殖涉及 IRS/磷脂酰肌醇 3 激酶/蛋白激酶 B(IRS/PI3K/Akt)、糖原合酶激酶 3β(GSK3β)、哺乳动物雷帕霉素靶蛋白(mTOR)、PKC 和 JAK/STAT 等多个信号通路。胰岛 β 细胞代偿胰岛素抵抗大量分泌的胰岛素可以同时作用在胰岛 β 细胞上,激活 IRS/PI3K/AKT 通路,Akt 通过其下游的 GSK3、叉头盒转录因子 1(Foxo1)、TSC/mTOR 介导胰岛 β 细胞代偿性增殖。亦有研究报道 Akt 能够上调细胞周期蛋白(cyclin)D1、细胞周期蛋白 D2 水平,增加 CDK4 激酶活性促进胰岛 β 细胞代偿性增殖。mTOR 是哺乳动物体内西罗莫司（雷帕霉素）的靶点蛋白,其在维持细胞生长和增殖中发挥着重要作用。mTOR 包含 mTORC1 和 mTORC2 两个复合体,mTORC1 活性能够被 TSC1、2 和小分子蛋白 Rheb 所抑制。mTORC1 参与胰岛 β 细胞增殖调控的更多证据来自 mTORC1 抑制剂西罗莫司的研究,西罗莫司抑制胰岛 β 细胞增殖主要通过下调细胞周期蛋白 D2 和细胞周期蛋白 D3 的蛋白表达,降低 CDK4 激酶活性而实现。机体摄入的营养物质,主要是氨基酸（尤其是亮氨酸和精氨酸）通过 TSC - Rheb 非依赖途径激活 mTORC1。GLP-1、肝细胞生长因子（HGF）和葡萄糖能够促进胰岛 β 细胞的 PKCζ 的活性,原代胰岛 β 细胞表达持续激活的 PKCζ 能够显著促进增殖,表达持续激活 PKCζ 的转基因小鼠其胰岛 β 细胞增殖也明显增加,这些实验都证实了 PKCζ 在胰岛 β 细胞增殖中发挥着重要作用。妊娠期间升高催乳素与胰岛 β 细胞的催乳素受体结合后激活蛋白质酪氨酸激酶 2(JAK2),进而导致 STAT5 的磷酸化和核内转位,入核的 STAT5 促进细胞周期蛋白 D2 的表达参与胰岛 β 细胞代偿性增殖。除了上述的信号通路外,肝脏激酶 B1（liver kinase B1,LKB1）、腺苷酸活化蛋白激酶（adenosine 5′-monophosphate-activated protein kinase,AMPK）和 Wnt 信号通路也可能参与胰岛 β 细胞的代偿性增殖。

肥胖等胰岛素抵抗状态下形成的代谢压力,通过葡萄糖、氨基酸、胰岛素和其他生长因子等介导,激活 IRS/PI3K/Akt、GSK3β、mTOR、PKC 和 JAK/STAT 等多个信号通路,促使胰岛 β 细胞启动代偿性增殖。这些细胞内参与胰岛 β 细胞代偿性增殖的信号通路并非孤立存在,它们之间交互作用,形成十分复杂的调控网络。进一步阐明胰岛 β 细胞代偿性增殖的机制,有助于加深对糖尿病发生、发展过程的了解,从而有助于研发糖尿病的治疗药物。

六、胰岛其他细胞功能紊乱

1. **胰岛 α 细胞功能紊乱** 长期以来人们对胰岛细胞的关注主要集中在 β 细胞,而 α 细胞的作用往往被忽略。近年来,由于 GLP-1 药物的巨大成功,而 GLP-1 能够抑制胰高血糖素的释放,α 细胞在糖尿病发病过程中的作用正吸引越来越多的关注。严重的 2 型糖尿病患者中可观察到血液中可检测到极高水平胰高血糖素,而普通 2 型糖尿病患者的血液中也经常检测到胰高血糖素升高,这些都提示 α 细胞功能紊乱可能参与 2 型糖尿病的发生、发展。部分 2 型糖尿病患者进食后胰高血糖素水平反常升高,这提示 2 型糖尿病患者的 α 细胞对高血糖的反应钝化或消失。这些 α 细胞功能紊乱的机制目前还不是很清楚,但无疑其促进了高血糖的发生。

2. **胰岛其他细胞** 分泌生长抑素的 δ 细胞在 2 型糖尿病的发病中的作用尚不明确,但 2 型糖尿病动物模型提示 δ 细胞对葡萄糖刺激的分泌也出现异常。2 型糖尿病患者胰岛内 δ 细胞数量没有明显变化。有关分泌胰多肽的 PP 细胞在 2 型糖尿病的发病中作用的研究也较少,观察到的 2 型糖尿病患者 PP 细胞数量变化趋势也不一致。

第九章 低血糖症

▎第一节 低血糖定义与分类

低血糖症(hypoglycemia)是一种由于某些生理性、病理性或医源性因素导致血液葡萄糖(血糖)低于 2.8 mmol/L(50 mg/dL)而引起的以交感神经兴奋和中枢神经异常及精神异常为主要表现的临床综合征。

低血糖症的分类方法很多,临床上按低血糖的发生与进食的关系分为空腹(吸收后)低血糖症和餐后(反应性)低血糖症。按病因分类,可分为器质性低血糖症、功能性低血糖症及外源性低血糖症。

▎第二节 低血糖病因与病理生理

空腹低血糖症主要病因是不适当的高胰岛素血症,常见于器质性病变;餐后低血糖症是胰岛素反应性释放过多,多见于功能性病变(表9-1)。

表 9-1 低血糖的病因分类

分 类	常 见 病 因
器质性低血糖症 (空腹低血糖症)	1. 内源性胰岛素分泌过多 胰岛 β 细胞疾病:胰岛素瘤、胰岛增生 异位胰岛素分泌:胰外肿瘤(腹腔巨大肿瘤如肉瘤等) 自身免疫性低血糖:胰岛素抗体、胰岛素受体抗体等 2. 胰岛素拮抗激素缺乏:胰高血糖素、生长激素、皮质醇及肾上腺单一或多种激素缺乏 3. 肝源性:糖原贮积症、糖异生过程所需酶缺乏及严重肝细胞损害(肝硬化、肝癌等) 4. 营养物质供应不足:心力衰竭、晚期尿毒症、脓毒血症等
功能性低血糖症 (反应性低血糖症)	1. 特发性低血糖症 2. 糖类代谢酶的先天性缺乏:遗传性果糖不耐受症、半乳糖血症 3. 胃肠道手术后消化性低血糖症(倾倒综合征) 4. 2 型糖尿病早期出现的进餐后低血糖症

续　表

分　类	常　见　病　因
外源性低血糖症	1. 口服降糖药或胰岛素过量 2. 其他药物：水杨酸、保泰松、普萘洛尔等 3. 摄入某些物质：亮氨酸、精氨酸、大量饮酒等

生理情况下，在内分泌、神经系统的调节下，体内血糖的分解和合成保持动态平衡。因此，血糖水平维持在一个相对狭小的安全范围内，即空腹血糖为 3.3～6.1 mmol/L（60～110 mg/dL），餐后高峰值不超过 10 mmol/L（180 mg/dL），餐后 2 小时低于7.8 mmol/L（140 mg/dL）。

当血糖降低时，机体可发生连续性、反应性的激素水平改变以维持血糖稳态。胰岛素分泌减少，是机体上调血糖的第 1 个生理性反应，从而减少对肝脏糖异生、糖原分解的抑制以及减少外周器官的糖摄取。然而，若血糖水平继续降低，低于 3.8 mmol/L（70 mg/dL）时，机体可促进一系列升糖激素（胰高血糖素、儿茶酚胺、生长激素、皮质醇）的分泌。胰高血糖素可抑制糖原合成，促进肝脏糖异生和糖原分解，进而上调血糖水平。同时中枢神经系统感知低血糖后，可刺激垂体释放生长激素及促肾上腺皮质激素。生长激素能拮抗胰岛素的作用，抑制肌肉组织对葡萄糖的摄取。促肾上腺激素则促进肾上腺皮质释放皮质醇和促进肾上腺髓质释放儿茶酚胺；皮质醇可协调其他升糖激素增加脂肪分解及蛋白质分解，促进肝脏糖异生。儿茶酚胺亦可促进肝糖原分解和糖异生，使肝糖输出增加。其中，胰高血糖素、儿茶酚胺是调节血糖的快速反应激素。生长激素和皮质醇对低血糖有延迟反应（血糖降低 2～3 小时后）。

一旦上述血糖调控环节失调，如升糖激素（胰高血糖素、儿茶酚胺、生长激素和皮质醇）缺失、降糖激素（胰岛素）分泌过多或肝不能分解糖原时，即可导致血糖下降。

第三节　低血糖临床表现

脑组织的储糖量仅够供给几分钟使用，血糖是大脑的主要能源物质来源。因此，低血糖症对机体的影响以神经系统为主。当血糖降低时，大量释放儿茶酚胺可引起心动过速、烦躁不安、面色苍白、大汗等交感神经兴奋症状。若低血糖历时较久或反复发作，可引起脑组织病理生理改变，从而表现为中枢神经、精神异常症状。由于不同个体对低血糖反应阈值不同，患者的症状差异较大，主要表现为不同程度的交感神经兴奋症状及中枢神经、精神异常症状。

1. 交感神经兴奋症状　见于血糖迅速下降的患者。表现为饥饿感、烦躁不安、心悸、面色苍白、出汗及四肢震颤等。但某些糖尿病患者伴有感觉神经或自主神经障碍、或长期服用肾上腺素受体阻滞剂，其交感神经反应性迟钝，常出现血糖下降而无明显症状。

2. 中枢神经、精神异常症状　多见于胰岛素瘤、注射长效胰岛素及酒精中毒后肝代谢障碍等患者。由于血糖下降速度缓慢,血糖下降到低于正常水平时,多出现注意力不集中、思维和语言迟钝、焦虑不安、视物不清、步态不稳、躁动易怒、幻觉、行为怪异、肌肉痉挛、癫痫样抽搐、瘫痪、昏迷等神经、精神症状。

低血糖治疗的目的是改善血糖、防止并发症、预防低血糖的再发生。针对低血糖的不同病因,给予不同临床处理,以尽早上调血糖水平。

（李小英）

参考文献

1. 李文毅,李小英. 应重视代谢压力与胰岛β细胞代偿性增殖研究[J]. 中华糖尿病杂志,2014,6(8):565 - 567.

2. 许曼音. 糖尿病学[M]. 2 版. 上海:上海科学技术出版社,2010.

3. Butler A. Beta-cell deficit and increased beta-cell apoptosis in humans with type 2 diabetes [J]. Diabetes, 2003,52(1):102 - 110.

4. Dor Y, Brown J, Martinez O I, et al. Adult pancreatic β-cells are formed by self-duplication rather than stem-cell differentiation [J]. Nature, 2004,429(6987):41 - 46.

5. Kahn G R. Joslin 糖尿病学[M]. 潘长玉,译. 14 版. 北京:人民卫生出版社,2007.

6. Melmed S, Polonsky K S, Larsen P R. Williams textbook of endocrinology [M]. 12 版. Philadelphia, Elsevier Saunders, 2016.

7. Shoelson S E, Lee J, Goldfine A B. Inflammation and insulin resistance [J]. J Clin Invest, 2006, 116(7):1793 - 1801.

8. Talchai C. Pancreatic beta cell dedifferentiation as a mechanism of diabetic beta cell failure [J]. Cell, 2012,150(6):1223 - 1234.

9. Taniguchi C M, Emanuelli B, Kahn C R. Critical nodes in signalling pathways:insights into insulin action [J]. Nat Rev Mol Cell Biol, 2006,7(2):85 - 96.

第三篇 核酸代谢与其相关疾病

第十章　核苷酸的生物合成与分解代谢

第十一章　嘌呤核苷酸与嘧啶核苷酸
　　　　　的代谢异常

第十二章　痛风

第十三章　核苷酸类似物药物

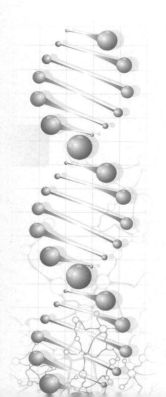

核苷酸是组成核酸的基本单位,同时具有多种生物学功能。生物体内的核苷酸均可由机体细胞自身合成,因此与组成蛋白质的基本单位氨基酸不同,核酸不属于机体营养必需物质。食物中的核酸经多级分解、吸收后生成戊糖、碱基和磷酸,其中戊糖可进入细胞内戊糖代谢途径,而嘌呤和嘧啶碱基被转化或分解后排出体外。

自然界中除少数细菌外,几乎所有的生物体都具有从头合成核苷酸的能力,但是生物体一定条件下也利用来自食物或者细胞更替产生的碱基或核苷采取核苷酸合成的补救途径。

核苷酸在细胞内的主要生物学功能为合成 DNA 和 RNA。除此之外,还参与多种形式的生命活动。如作为能量的载体,如 ATP 和 GTP;参与代谢和生理调节,如 cAMP 和 cGMP;组成辅酶,如腺苷酸是多种辅酶(NAD、FAD、CoA 等)的组成部分;核苷酸衍生物是许多生物合成过程的活性中间代谢物,如 UDP-葡萄糖是糖原合成的活性原料,CDP-二酰基甘油是合成磷脂的活性原料等。

第十章　核苷酸的生物合成与分解代谢

细胞内核苷酸代谢包括合成代谢和分解代谢,除作为组成核酸的基本单位外,核苷酸也参与多种生命活动,同时,核酸作为非营养物质广泛存在于食物和被更新的细胞中。因此,核苷酸的合成代谢和分解代谢对于维持细胞内核苷酸的种类和相对含量起着非常重要的作用。

▌第一节　嘌呤核苷酸与嘧啶核苷酸的生物合成

细胞内嘌呤和嘧啶碱的合成可以分为2种情况,即从头合成途径(*de novo* pathway)和补救合成途径(salvage pathway)。前者是利用小分子原料从头合成碱基,后者是利用细胞内的碱基合成核苷酸。两者在不同组织中的重要性各不相同,大多数组织都可以利用2种途径合成核苷酸,且以从头合成为主要的合成途径,但是少数组织如脑、骨髓等只能进行补救合成。

一、嘌呤核苷酸的从头合成

嘌呤核苷酸的从头合成是利用磷酸戊糖、氨基酸、一碳单位和CO_2的简单分子为原料,经过一系列酶促反应合成核苷酸。嘌呤合成主要是在肝脏内,其次是肠黏膜和胸腺。嘌呤的从头合成并非首先合成嘌呤碱基,而是在5'-磷酸核糖焦磷酸的C-1'上逐步合成嘌呤碱。

(1) 嘌呤环的主要元素分别来自氨基酸、一碳单位和CO_2(图10-1)。

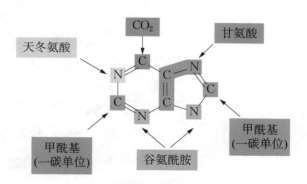

图10-1　嘌呤合成的元素来源

(2) 磷酸核糖焦磷酸是核苷酸合成的重要活性物质。嘌呤合成的起始物质是核糖-5'-磷酸,其来源是磷酸戊糖途径,在磷酸核糖焦磷酸合成酶的催化下,活化形成磷酸核糖焦磷酸(phosphoribosyl pyrophosphate,PRPP)。磷酸核糖焦磷酸是嘌呤合成起始的活性物质,也是嘧啶核苷酸生成和核苷酸补救合成途径的重要原料。催化该反应的 PRPP 激酶(PRPPK)是嘌呤从头合成过程中的第 1 个关键酶。

(3) 次黄嘌呤核苷酸(IMP)是嘌呤核苷酸从头合成的中间产物(图 10 - 2)。从磷酸

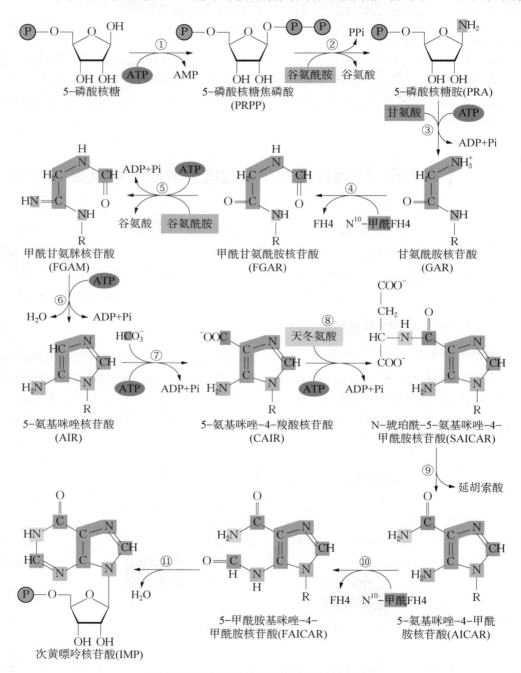

图 10 - 2　次黄嘌呤核苷酸(IMP)的合成

核糖焦磷酸(PRPP)到 IMP 的生成共有 10 步反应,参加嘌呤碱合成的的物质有谷氨酰胺、甘氨酸、N^{10}-甲酰四氢叶酸、CO_2、天冬氨酸。其中催化第 1 步反应的谷氨酰胺 PRPP 转移酶(GPAT)是嘌呤从头合成过程中的另一个关键酶。

（4）IMP 转化为 AMP 或者 GMP。由 IMP 生成 AMP 的反应共 2 步:首先 IMP 在腺苷酸代琥珀酸合成酶(adenylosuccinate synthetase,ASS)催化下,由 GTP 提供能量与天冬氨酸的氨基相连生成腺苷酸代琥珀酸(adenylosuccinate),然后在腺苷酸代琥珀酸裂解酶的作用下脱去延胡索酸生成 AMP。由 IMP 生成 GMP 的过程也分为 2 步,IMP 经氧化生成黄嘌呤核苷酸(xanthosine monophosphate,XMP),反应由 IMP 脱氢酶催化,NAD^+ 为受氢体;XMP 氨基化生成 GMP(图 10-3),哺乳类细胞中由谷氨酰胺提供氨基,ATP 提供能量。

（5）嘌呤核苷酸从头合成受 IMP、AMP 和 GMP 反馈调节。嘌呤核苷酸的从头合成是细胞内主要的嘌呤核苷酸来源,但是该过程要消耗大量的氨基酸和 ATP。该过程必须精准调控以满足合成核酸的需求,同时也避免过多的合成,消耗营养物质和能量。嘌呤核苷酸合成过程的 2 个关键酶是 PRPPK 和 GPAT,它们的活性均可被合成的产物 IMP、AMP 和 GMP 所抑制。PRPP 的增加可以促进 GPAT 的活性,加速 PRPP 的消耗和 PRA 的生成。GPAT 是一类别构酶,其单体形式有活性,二聚体形式无活性。IMP、AMP 和 GMP 能促进有活性的单体转化为无活性的二聚体,而 PRPP 则相反。因此,在嘌呤核苷酸从头合成过程中,PRPPK 的调节作用大于 GPAT。GTP 和 ATP 可以维持 AMP 和 GMP 的浓度相对平衡。在 AMP 和 GMP 生成过程中,过量的 AMP 抑制 AMP 的合成,而不影响 GMP 的合成;同样过量的 GMP 抑制 GMP 的生成,而不影响 AMP 的合成。IMP 转化为 AMP 过程中需要 GTP 提供能量,而 IMP 转化为 GMP 时则需要 ATP 供能。因此,GTP 可以促进 AMP 的生成,ATP 可以促进 GMP 的生成。这种交叉调节的意义就在于维持 ATP 和 GTP 浓度的相对平衡(图 10-4)。

二、嘌呤核苷酸的补救合成

骨髓、脑、脾等组织不能进行嘌呤核苷酸的从头合成途径,必须依靠红细胞从肝运输而来的嘌呤碱或嘌呤核苷再合成嘌呤核苷酸,称为补救合成途径。嘌呤核苷酸的补救合成相对比较简单且耗能比较低,其起始物质可以是嘌呤碱基或者腺嘌呤核苷。

1. 嘌呤核苷酸与 PRPP 经磷酸核糖转移酶催化生成单核苷酸　腺嘌呤、次黄嘌呤和鸟嘌呤与 PRPP 在磷酸核糖转移酶的催化下进行反应生成单核苷酸。磷酸核糖转移酶有 2 种分别是腺嘌呤磷酸核糖转移酶(adenine phosphoribosyl transferase,APRT)催化腺嘌呤生成 AMP,次黄嘌呤-鸟嘌呤磷酸核糖转移酶(hypoxanthine-guanine phosphoribosyl transferase,HGPRT)催化次黄嘌呤和鸟嘌呤分别生成 IMP 和 GMP。APRT 受 AMP 反馈抑制,HGPRT 受 IMP 和 GMP 的反馈抑制。

$$次黄嘌呤 + PRPP \xrightarrow{\text{HGPRT}} 次黄嘌呤核苷酸 + PPi$$

$$鸟嘌呤 + PRPP \xrightarrow{\text{HGPRT}} 鸟嘌呤核苷酸 + PPi$$

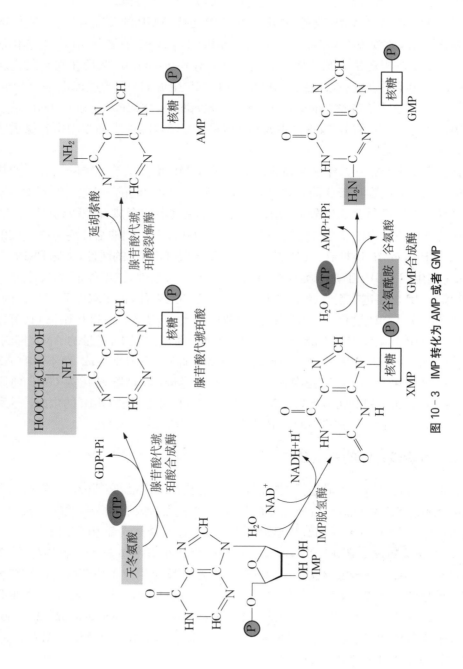

图 10-3 IMP 转化为 AMP 或者 GMP

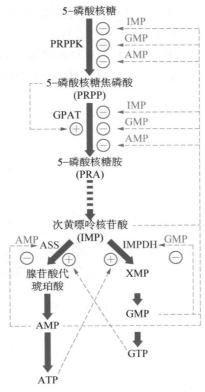

图 10 - 4　嘌呤核苷酸的从头合成调节

$$腺嘌呤 + PRPP \xrightarrow{APRT} 腺嘌呤核苷酸 + PPi$$

2. 腺嘌呤核苷在腺苷激酶的催化下生成 AMP　腺苷激酶（adenosine kinase）催化腺嘌呤核苷磷酸化生成腺嘌呤核苷酸。

$$腺嘌呤核苷 + ATP \xrightarrow{腺苷激酶} 腺嘌呤核苷酸 + ADP$$

三、嘧啶核苷酸的生物合成

嘧啶核苷酸的合成也有从头合成和补救合成 2 种途径。其补救合成途径与嘌呤核苷酸的补救合成途径类似，从头合成过程有很大的差异但是相对简单。

（1）嘧啶环的 C、N 原子来自谷氨酰胺、CO_2 和天冬氨酸（图 10 - 5）。

（2）嘧啶核苷酸的合成途径首先形成具有嘧啶环结构的乳清酸，乳清酸在乳清酸磷酸核糖转移酶（orotate phosphoribosyltransferase，OPRT）催化下与 PRPP 结合，生成乳清酸核苷酸，乳清酸核苷酸由乳清酸核苷酸脱羧酶催化脱去羧基，即生成尿嘧啶核苷酸（UMP）。

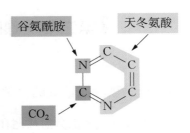

图 10 - 5　嘧啶合成的元素来源

（3）UMP 转化为 CTP 和 dTMP。UMP 通过尿苷酸激酶和二磷酸核苷激酶的连续作用，生成三磷酸尿苷（UTP），并在 CTP 合成酶催化下，消耗 1 分子 ATP，从谷氨酰胺接受氨基而成为三磷酸胞苷（CTP）。UDP 由核糖核苷酸还原酶直接还原生成二磷酸脱氧尿苷 dUDP，再生成 dUMP。dTMP 是由 dUMP 经甲基化而生成的（图 10-6）。

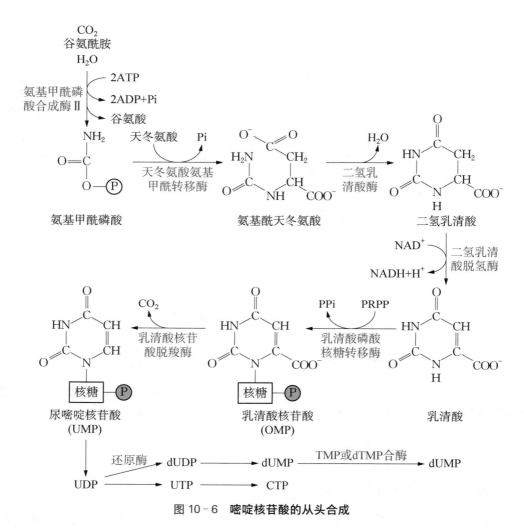

图 10-6　嘧啶核苷酸的从头合成

▌第二节　嘌呤核苷酸与嘧啶核苷酸的分解代谢

一、嘌呤核苷酸的分解代谢

嘌呤核苷酸的分解代谢在不同的物种之间存在一定的差异，其中在灵长类和爬行类动物中嘌呤核苷酸的最终代谢产物为尿酸,而在其他动物体内可以继续分解形成不同的最终产物。

1. 尿酸的形成 体内嘌呤核苷酸分解为尿酸的过程可以分为 3 步:首先核苷酸水解形成核苷及磷酸;第 2 步核苷在核苷酸磷酸化酶催化下发生磷酸解,形成游离的碱基和 1'-磷酸核糖;第 3 步嘌呤碱基在一系列酶促反应催化下形成尿酸。体内嘌呤核苷酸的分解代谢主要在肝脏、小肠和肾脏内进行。在人体内,尿酸是嘌呤核苷酸分解代谢的最终产物,随尿排出体外(图 10 - 7)。

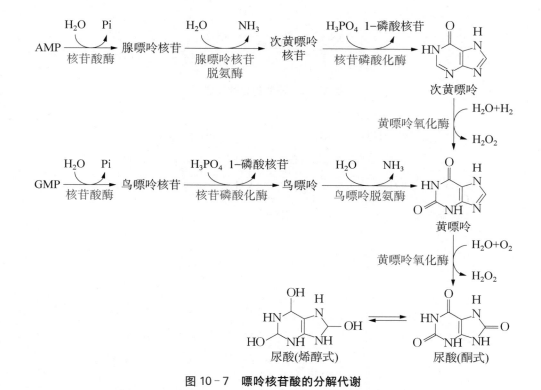

图 10 - 7 嘌呤核苷酸的分解代谢

2. 尿酸的分解 在许多动物体内尿酸可以进一步被氧化分解,但是在不同的动物体内尿酸的分解的终末产物并不相同。尿酸不同动物体内分解的过程如图 10 - 8 所示。

二、嘧啶核苷酸的分解代谢

嘧啶核苷酸的分解代谢与嘌呤核苷酸的分解类似,首先通过核苷酸酶和核苷酸磷酸化酶去掉磷酸及核糖得到嘧啶碱基再进一步分解。与嘌呤碱基分解代谢不同的,嘧啶碱基水解开环形成溶于水的小分子直接随尿排出。嘧啶碱基的分解代谢主要在肝脏内进行。嘧啶碱基分解过程如图 10 - 9 所示。

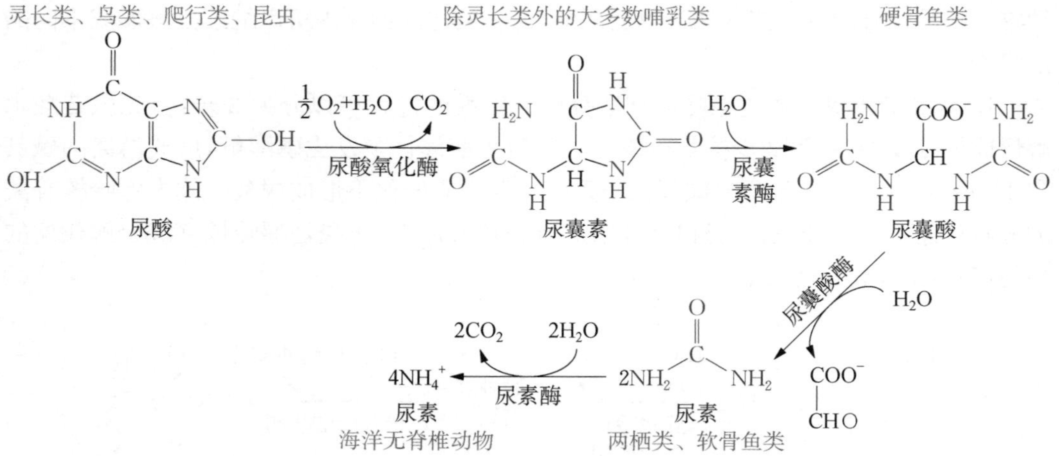

灵长类、鸟类、爬行类、昆虫　　　　　　除灵长类外的大多数哺乳类　　　　　硬骨鱼类

图 10-8　尿酸的分解代谢

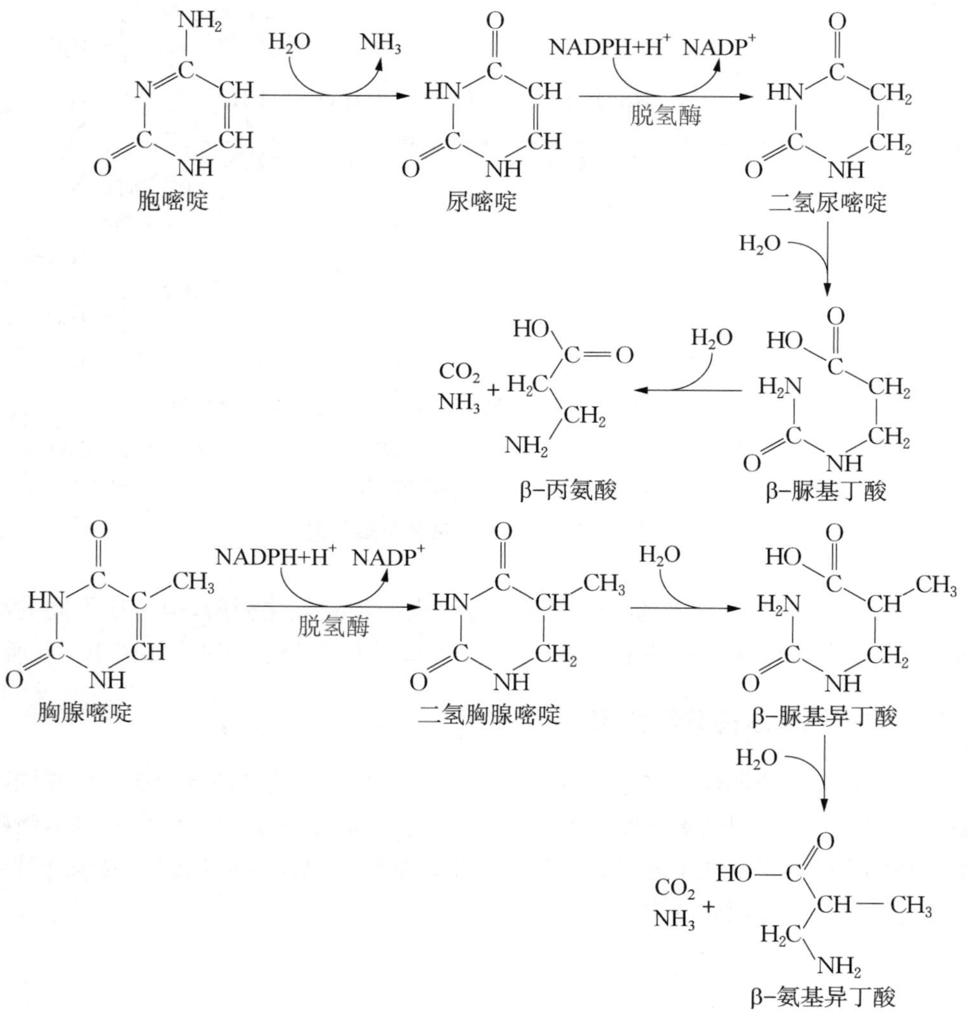

图 10-9　嘧啶碱基分解过程

第十一章　嘌呤核苷酸与嘧啶核苷酸的代谢异常

核酸是维持细胞功能和细胞增殖的重要物质基础,其中嘌呤和嘧啶的代谢正常状态下与体内代谢调节巧妙相配,维持合成和分解反应平衡,当其中的任何一个环节出现障碍引起代谢不平衡,统称为核酸代谢异常。其中大部分疾病是由于核苷酸或碱基代谢过程中关键酶的缺陷引起的遗传性疾病。

▌第一节　罕见的常染色体隐性遗传病

一、腺苷脱氨酶缺陷症

腺苷脱氨酶(ADA,基因位于 20q12-q13.11)缺陷是以 T、B 淋巴细胞功能低下为主要临床表现的嘌呤代谢病。腺苷脱氨酶缺陷症(adenosine deaminase deficiency)是一种重症联合免疫缺陷疾病(severe combined immunodeficiency disorder,SCID)。引起SCID 疾病的遗传因素有很多,由 ADA 功能缺失为病因的占 15%,为常染色体隐性遗传病。ADA 的基因全长约 32 kb,共有 13 个外显子编码 363 氨基酸的蛋白质。目前,已经鉴定在 ADA 基因中约有 60 种不同的突变会引起免疫缺陷。其中 70% 的突变为单个氨基酸变化,其余为缺失或剪接突变。腺地苷脱氨酶缺陷症患者红细胞中,腺苷、脱氧腺苷(deoxyadenosinc)增高,嘌呤核苷磷酸酶缺陷患者尿中,鸟苷(guanosine)、脱氧鸟苷(dcoxyguanosine)、肌苷(inosine)、脱氧肌苷(deoxyinosine)增加,尿酸浓度低为特点。ADA 缺陷患者血中腺苷和 $2'-$脱氧腺苷及尿中 $2'-$脱氧腺苷的水平升高,ADA 的上述2 种底物浓度升高,影响了淋巴细胞的分化、功能及活力,从而导致严重免疫低下。85%以上的 ADA 缺陷患者为婴儿,且常常在 1 个月内因严重的感染而死亡,很少有患者存活几个月。治疗的重点是预防感染和提高免疫力,骨髓或干细胞移植。聚乙二醇交联的牛 ADA(PEG-ADA)可以延长患者的生存时间等待骨髓移植。美国食品药品监督管理局批准的第 1 个体细胞基因治疗就是针对 ADA 缺陷的 SCID,但是由于 ADA 表达水平较低,目前 PEG-ADA 仍然为首选治疗方法。

二、腺嘌呤磷酸核糖基转移酶缺陷症

APRT(基因位于 16q24)缺陷是以反复感染,尿路结石,及肾衰竭为主要临床表现的嘌呤代谢病,结石的成分 90% 为腺嘌呤。通常尿中 2,8-二羟基腺嘌呤、8-羟基腺嘌呤以及腺嘌呤浓度升高,但是血尿酸正常。患者细胞中的 APRT 活性低,只有正常人的

25％。治疗上主要是围绕预防结石产生,采取无嘌呤饮食,特别是无腺嘌呤饮食和维持尿液的弱碱性。别嘌呤可以预防腺嘌呤的氧化。

三、黄嘌呤尿症

黄嘌呤尿症(xanthinnria)是黄嘌呤氧化酶(XDH,基因位于染色体 2p23 – p22)的缺陷引起的尿中次黄嘌呤(hypoxanthine)、黄嘌呤(xanthine)增高,尿酸减少的疾病。治疗上主要是围绕预防结石产生,补充充足的水分以便利尿,同时维持尿液的弱碱性。

四、乳清酸尿症

尿素循环中的酶有缺陷乳清酸尿症,因此在定义乳清酸尿症要概括各种可能的病因。乳清酸尿症指尿中过多的乳清酸排除,是嘧啶合成代谢异常疾病。遗传性乳清酸尿症是一种罕见的常染色体隐性遗传性疾病,是由于 UMP 合成酶基因(位于 3q13)的缺陷导致乳清酸转化为 UMP 过程中 1 种或 2 种酶的缺陷。即乳清酸磷酸核糖转移酶(orotate phosphoribosyltransferase,OPRT)和乳清酸核苷酸脱羧酶(orotidylic decarboxylase,ODC)缺陷或者只有后者缺陷。上述 2 种酶的缺陷导致乳清酸在尿中的累积。通常两种酶缺陷的称为 I 型乳清酸尿症,而只有乳清酸核苷酸脱羧酶缺陷的称为 II 型乳清酸尿症,后者较为罕见。

乳清酸尿症(orotic aciduria)对维生素和铁制剂无反应,以巨幼细胞贫血为主要临床表现,尿中大量的乳清酸为特点的嘧啶代谢病。本病无特效疗法,可试用口服尿苷观察疗效。

五、胸腺嘧啶-尿嘧啶尿症

胸腺嘧啶 – 尿嘧啶尿症(thymine-uraciluria/dihydropyrimidine dehydrogenase deficiency)是以巨幼红细胞贫血,尿中大量的尿嘧啶(uracil)、胸腺嘧啶(thymine)、5 -羟基- 5 -甲基尿嘧啶(5-hydroxy-5-methyluracil)为特点的嘧啶代谢病。抗癌药物氟尿嘧啶可以诱发和加重本病,氟尿嘧啶的使用要慎重。治疗上无特效疗法。

六、二氢嘧啶酶缺陷症

二氢嘧啶酶缺陷症(dihydropyrimidinase deficiency;5,6-dihydropyrimidine amidohydrolase deficiency)以尿中大量的尿嘧啶、胸腺嘧啶、双氢尿嘧啶和双氢胸腺嘧啶为特点的嘧啶代谢病。

临床上无特殊改变,有痉挛和智力障碍和重症发育不良的报道。尚无特效疗法。

▌第二节　X -染色体连锁隐性遗传

次黄嘌呤-鸟嘌呤磷酸戊糖转移酶缺陷引起的 Lesch-Nyhan 综合征,又称自毁症。该遗传病是次黄嘌呤-鸟嘌呤磷酸戊糖转移酶(HGPRT,基因位于 Xq26. 1)缺陷所致,

X-染色体隐性遗传方式。该酶基因缺陷引起嘌呤核苷酸补救合成途径障碍，脑合成嘌呤核苷酸能力低下，造成中枢神经系统发育不全。次黄嘌呤-鸟嘌呤磷酸戊糖转移酶全长有 218 个氨基酸残基，现在已知黄嘌呤-鸟嘌呤磷酸戊糖转移酶突变有很多，但是只有 193 位的天冬氨酸突变为天冬酰胺（Asp→Asn）与该病相关，其他突变引起程度不同的尿酸血症。该病发病率在新生儿中大约为十万分之一，以高尿酸血症，精神发育落后，舞蹈症、自毁行为（唇、舌及手指）以及痛风为主要临床表现的嘌呤代谢病。患者由于 HGPRT 功能的缺失，其肝脏等组织内从头合成大量的嘌呤，此时嘌呤不能通过补救途径合成嘌呤核苷酸，而在体内分解产生大量尿酸。患者每天排出的尿酸可达 600 mg，尿中次黄嘌呤也增多。鉴别诊断以红细胞、淋巴细胞或成纤维细胞鉴定及基因检测。HGPRT 缺陷有不同的类型，主要与体内尿酸积累程度有关，完全缺陷是最严重的一种。无特效疗法，主要为对症治疗低嘌呤饮食和给予别嘌呤醇及丙磺舒降低尿酸浓度。

第十二章 痛 风

▌第一节 痛 风 症

痛风是由于尿酸盐在关节和其他组织内形成结晶而引起的剧烈疼痛和组织损伤，是一种常见的炎症性关节炎。①当尿酸水平超过生理条件的溶解度时，尿酸盐可以形成结晶；②预防和减轻痛风发作、痛风石及慢性关节炎的有效方法就是降低血清尿酸的浓度，控制在饱和浓度以下。尽管痛风的病理机制已经清楚，并且有有效的治疗方法，但仍难以控制。

痛风的高危因素：①痛风的首要危险因素就是高尿酸血症，通常高尿酸血症比痛风高发，大约是其 5 倍；②年龄和性别，痛风的发生和流行趋势随年龄而增加。高尿酸血症的男性发生痛风的风险要大大高于女性，但是这种性别差异会因绝经后雌激素的排尿酸作用消失而降低。有研究表明，每年每千人中女性和男性痛风发生率分别是 1.4 和 4.0；③体重，尽管体重控制没有正式的临床试验，但是肥胖肯定是痛风的一个重要风险因素；④饮食，血清尿酸是由食物和内源性细胞代谢产生的嘌呤生成的，动物性（红肉和贝壳类）来源的饮食能产生较多的嘌呤，因此增加痛风发生的风险。含有高果糖的饮食和饮料也是痛风发生的风险因素。果糖是目前已知唯一可以直接引起血清嘌呤水平的碳水化合物。因此，限制高嘌呤和高果糖饮食有助于降低高尿酸血症和痛风的发生。肉类和海鲜能够增加痛风发作的风险，但是富含嘌呤的蔬菜不增加痛风发作的风险；⑤饮酒，酒中含有嘌呤可以将直接引起血清尿酸的升高，同时酒精可以干扰肾脏尿酸的排出；⑥药物，利尿剂可以增加肾脏再吸收和抑制尿酸的排泄，同时降低血容量而引起高尿酸血症。噻嗪类利尿剂可以增加痛风的风险，而保钾利尿剂没有影响。氯沙坦和钙离子通道拮抗剂与痛风低风险相关，而血管紧张素转化酶抑制剂及非氯沙坦类血管紧张素受体抑制剂与高风险相关。其他药物如环孢素、吡嗪酰胺和乙胺丁醇等降低尿酸的廓清而不同程度地引起血尿酸升高；⑦器官移植，肾移植患者由于肾功能低下及抗排斥药物环孢素的使用而引起高尿酸血症。心脏移植患者痛风发作的风险也会增加，但是肝移植患者不会。他克莫司可以减低高尿酸血症，而麦考酚酸莫酯被越来越多地选择为痛风患者的抗排斥药物；⑧遗传因素，痛风症可能是一种多基因病。痛风相关的遗传因素主要是促进高尿酸血症的因素。如次黄嘌呤鸟嘌呤转磷酸核糖激酶缺陷导致尿酸的过量生成，形成高尿酸血症，引起新生儿的神经发育异常和早期痛风发作，即 Lesch-Nyhan syndrome。其他可能与高尿酸血症相关的酶有 PRPP 激酶、谷氨酰胺 PRPP 酰胺基转移酶、葡萄糖-6-磷酸酶和次黄嘌呤脱氢酶等。GWAS 分析显示下列基因的变异可能与高尿酸血症相关，包括 *SLC2A9*，*ABCG2*，*SLC22A12*，*GCKR* 和 *PDZK1* 等。

第二节　高尿酸血症

尿酸是人体嘌呤分解代谢的最终产物，水溶性差。正常人血浆尿酸含量为 119～417 μmol/L，主要以尿酸及其钠盐的形式存在。肾脏是尿酸及尿酸盐的排泄器官。当血尿酸水平超过 405 μmol/L 时，尿酸盐可能会形成结晶病沉积于关节、软组织及肾脏，从而导致关节炎、尿路结石和肾脏疾病。尿酸晶体在关节等处的沉积引起剧烈疼痛，称为痛风（gout）。

一、血清尿酸与生物进化

生物进化到人和猿的阶段，尿酸酶基因发生沉默，导致血尿酸升高，如人类血尿酸平均水平为 300 μmol/L，而牛血尿酸平均水平为 20 μmol/L。血尿酸的升高，引起血压的升高，保证了人类和猿从爬行到直立时脑部的血供。另外，尿酸在分子结构上与咖啡因及其他神经刺激剂相似，在一定程度上使人类反应更敏捷、智力更高，在生物进化过程中使人类更具有生存优势。

尿酸是人体特有的天然水溶性抗氧化剂，能够清除体内氧自由基及其他活性自由基。或许正是由于尿酸的抗氧化作用，减少了氧化应激的伤害，才使得人类比其他哺乳动物寿命更长。尿酸比抗坏血酸具有更显著的增强红细胞膜脂质抗氧化、抗细胞溶解和凋亡的作用，延迟免疫细胞如淋巴细胞和巨噬细胞的凋亡，维护机体的免疫力。有研究表明血尿酸浓度低于 120 μmol/L 可引起免疫功能低下。

二、高尿酸血症的危害

持续的高血尿酸浓度，可能对身体的多个器官造成损伤。高尿酸血症能促进慢性肾病的发展，尤其是增加终末肾病的风险。高尿酸血症与代谢综合征密切相关。有研究表明，72.9% 的男性高尿酸血症患者同时具有 1 种以上的代谢综合征，一项持续 10 年针对 4 536 例患者的研究发现，25% 的糖尿病是由于高尿酸所致。因此，越来越多的人支持将高尿酸血症纳入代谢综合征。高尿酸血症能够增加高血压的风险，血清尿酸每增加 77 μmol/L，发生高血压的风险比为 1.17（$P=0.02$）。同时高尿酸血症也是冠心病、心肌梗死和脑卒中的独立危险因素，增加死亡的风险和不良预后（图 12-1）。

第三节　痛风与高尿酸血症

如前所述，高尿酸血症是痛风首要的风险因素。在美国有 4 000 多万人（占总人口

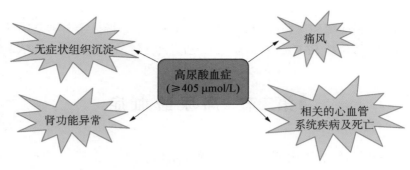

图 12-1 高尿酸血症的危害

的 20％以上）患有高尿酸血症。在我国，随着公众生活水平的提高，高尿酸血症的患者在逐年增加。血清尿酸的水平是痛风最重要的风险指标，有研究表明，在血清尿酸水平大约 540 μmol/L 的患者中约有 22％人在 5 年内发展成痛风。血清尿酸可以用来预测痛风的发生。有研究表明，在高龄人群中，血清尿酸水平在 360～540 μmol/L 的人群在 12 个月内发生痛风的可能性是血清尿酸水平＜360 μmol/L 人群的 2 倍，而血清尿酸水平＞540 μmol/L 的人群是血清尿酸水平＜360 μmol/L 人群的 3 倍。痛风的发生和流行趋势随年龄而增加，高尿酸血症的男性发生痛风的风险要远远高于女性，但是这种性别差异会因绝经后雌激素排尿酸作用的消失而降低。有研究表明，每年每千人中女性和男性痛风发生率分别是 1.4 和 4.0。

一、无症状性高尿酸血症

临床上定义的高尿酸血症一般指血尿酸水平＞476 μmol/L，但是从生理角度讲任何＞405 μmol/L 的都是高尿酸血症，因为超过尿酸在体液内的溶解度。痛风的发作不但与血清尿酸水平有关，而且与年龄和性别有关。

二、急性周期性痛风

慢性高尿酸血症不及时治疗会增加尿酸在体内的积蓄而加重病情，阵痛发生频率增加，持续时间延长，最后发展为持续性疼痛。

三、晚期痛风（慢性痛风石性痛风）

晚期痛风的特征是关节损伤和关节炎，关节变形和痛风石。有 30％的痛风患者在发作 5 年内发展为慢性痛风。

▌第四节 高尿酸血症的控制与痛风的治疗

一、生活指导

生活方式的改变为代谢综合征控制的首选措施，包括健康饮食、限制饮酒、坚持运动和控制体重。生活方式的改变对尿酸的降低作用有限,但是对于代谢综合征的整体控制肯定是有益的。有研究表明,严格的饮食控制也只能降低 10％～18％ 的血清尿酸,即降低了 70～90 μmol/L。治疗和控制代谢综合征的药物如二甲双胍、他汀类、氯沙坦、氨氯地平等在降糖、调脂、降压的同时,均有不同程度的降尿酸的作用,可作为治疗代谢综合征的优先选择。

二、急症处理

痛风急症发作期,一般首要的处理是止疼与消炎,炎症发生的关节部位的冷敷。非类固醇消炎药物为一线药物。但是肠胃溃疡患者、出血和服用抗凝剂的患者、心衰以及肾功能不全患者不适合用非类固醇消炎药物。严重患者可以辅以质子泵抑制剂如秋水仙碱,低剂量的秋水仙碱可以安全有效地缓解痛风的发作。在非类固醇消炎药物和秋水仙碱禁忌的患者,可以选择糖皮质激素类药物,后者的疗效与前者相同,而且短时期用糖皮质激素类药物没有明显的不良反应。

三、慢性痛风的治疗

对于慢性痛风患者主要是防止反复发作和慢性痛风性关节炎,治疗目标防止尿酸达到饱和浓度而形成结晶,并且溶解在软组织内已经形成的结晶,血清尿酸浓度＜350 μmol/L。可以在抗感染治疗的同时采用降尿酸治疗(urate-lowering therapy,ULT),抑制尿酸合成是 ULT 的主要机制,常用黄嘌呤氧化酶抑制剂抑制尿酸的形成,如别嘌呤(allopurinol);还有新型非嘌呤类似物黄嘌呤氧化酶抑制剂,非布索坦(febuxostat),其效果与别嘌呤相当,可能较少出现过敏不良反应,为痛风治疗的二线药物,但是最近的上市后临床观察表明该药具有明显的致死性心脏风险。

排尿酸药物可以增加肾脏对尿酸的排泄,对苯甲酸可以在别嘌呤单独用药效果不足时增加疗效,但是对于肾结石和肾功能不全患者禁用。

第十三章 核苷酸类似物药物

合成的核苷酸类似物可以用于抗病毒和抗肿瘤的化学治疗。其基本原理就是用化学合成的方法将核苷酸杂环部分或者核糖部分进行改造,该类化合物可以用于诱导细胞毒性。常用的核苷酸类似药物有抗病毒药物、抗癌药物、治疗高尿酸血症药物、器官移植药物、哮喘药物,统称为抗代谢物药物。其作用机制有两类,抑制核酸合成的酶,掺入核酸内中断由碱基配对决定精确性的 DNA 复制。

第一节 抗病毒类核苷类似物

DNA 病毒在其 DNA 复制时使用自身的胸腺嘧啶激酶、DNA 聚合酶和宿主细胞的 RNA 聚合酶 II 。RNA 病毒可以使用其自身的 RNA 复制酶,反转录病毒使用反转录酶。一般细胞中的嘌呤和嘧啶核苷处于低磷酸化状态,病毒为了能够在不分裂的细胞内生存,就具有其自身编码的胸腺嘧啶激酶。该激酶可以对细胞内的核苷或者其类似物进行磷酸化而用于基因的复制。

抗病毒核苷类似物也即对核苷分子中杂环或者戊糖部分进行结构改造所得的化合物,可作为上述激酶和聚合酶的底物用于核酸复制,但是由于其结构特殊性,使核酸链不能进一步延伸而终止(图 13 - 1)。由于病毒激酶缺乏特异性,因此核苷类似物只能用于少数几种病毒,即抗病毒谱比较窄。

叠氮胸苷/齐多夫定(Azidothymidine,AZT/Zidovudine,ZDV)用于治疗艾滋病;特拉夫定(Telbivudine),拉米夫定(Lamivudine)用于治疗乙型肝炎;地达诺新(Didnosine),阿巴卡韦(Abacavir),核苷酸类似物反转录抑制剂,用于治疗艾滋病;恩替卡韦(Entecavir)为治疗乙型肝炎的新药(表 13 - 1)。

表 13 - 1 获批用于治疗 HIV 病毒感染的核苷类反转录酶抑制剂(NRTIs)

药品名	商品名	开发公司
齐多夫定	立妥威	葛兰素史克公司
扎西他滨	Hivid	罗氏制药
地达诺新	惠妥滋	百时美施贵宝公司
司他夫定	赛瑞特	百时美施贵宝公司
拉米夫定	益平维	葛兰素史克公司

续　表

药品名	商品名	开发公司
齐多夫定 + 齐多夫定	双汰芝	葛兰素史克公司
替诺福韦	韦瑞德	吉利德公司
索菲布韦	Sovaldi	吉利德公司

注:替诺福韦和索菲布韦也获批分别用于乙型肝炎和丙型肝炎的治疗

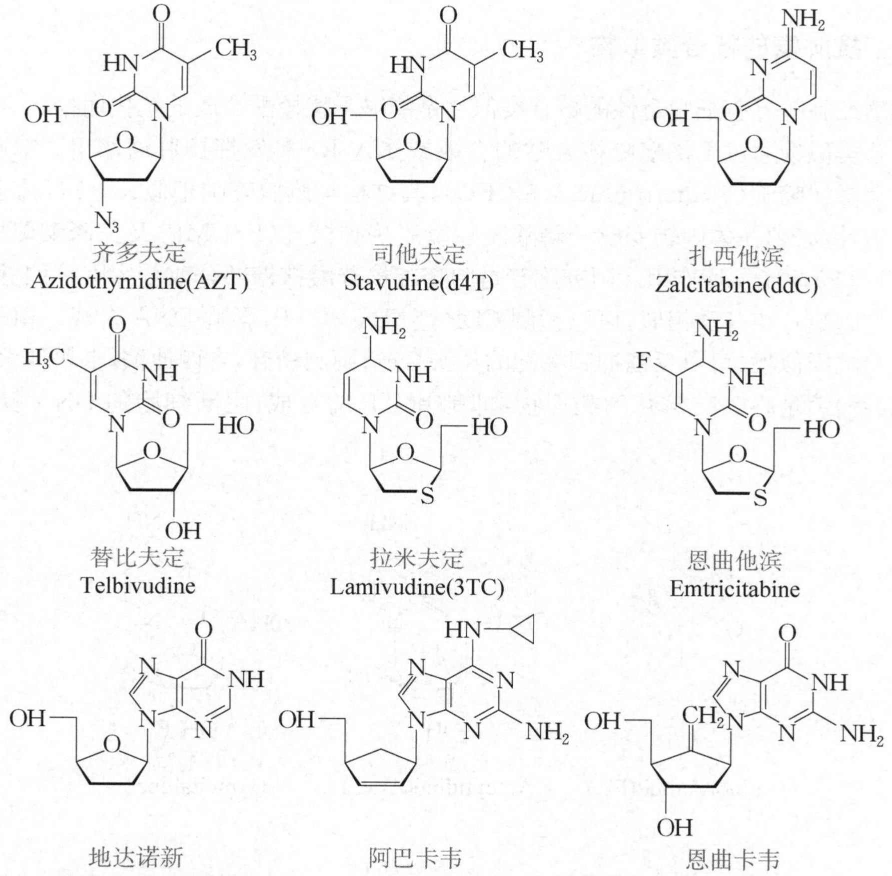

齐多夫定
Azidothymidine(AZT)

司他夫定
Stavudine(d4T)

扎西他滨
Zalcitabine(ddC)

替比夫定
Telbivudine

拉米夫定
Lamivudine(3TC)

恩曲他滨
Emtricitabine

地达诺新
Didanosine(ddI)

阿巴卡韦
Abacavir

恩曲卡韦
Entecavir

图 13-1　抗病毒核苷类似物

　　核苷类似物药物通常是非磷酸化形式,其目的有两个方面,首先没有磷酸化的核苷更容易透过膜;另一方面增加了药物的选择性,因为只有被感染的细胞才能将无磷酸化的核苷酸或其类似物磷酸化。由于上述原因也将该类药物的应用限制于能编码胸腺嘧啶激酶的病毒。同样,此类药物的主要不良反应来源于该药物被人的激酶和聚合酶作为底物的程度。

第二节　抗肿瘤核苷类似物

核苷酸的代谢拮抗物有嘌呤、嘧啶、氨基酸及叶酸等类似物,其作用主要是竞争性抑制核苷酸合成过程中的酶活力来干扰或阻断核苷酸的合成。因此,其中有些代谢拮抗物可作为抗肿瘤药物应用于临床。

一、抗肿瘤的核苷类似物

肿瘤细胞的具有细胞毒性的核苷类似物是能够干扰核酸合成的抗代谢物。

核苷类似物通过干扰嘧啶核苷酸的合成或掺入 RNA 发挥抗肿瘤作用。嘧啶类似物主要有氟尿嘧啶(5-fluoro uracil, 5 - FU),其结构与胸腺嘧啶相似;5 - FU 本身并无生物学活性,必须在体内转变成一磷酸脱氧氟尿嘧啶核苷(FdUMP)及三磷酸氟尿嘧啶核苷(FUTP)才能发挥作用。阿糖胞苷是胞嘧啶核苷酸核糖部分改变为阿拉伯糖,但是其结构与胞嘧啶核苷酸相似,可以抑制 CDP 还原成 dCTP,影响 DNA 合成。氟尿嘧啶为尿嘧啶的类似物,可以反馈抑制嘧啶的从头合成;阿胞糖苷,吉西他滨,卡培他滨,阿扎胞苷和沙他滨是胞嘧啶核苷的类似物,抑制 dCTP 的合成,阻断细胞的 DNA 复制(图13 - 2)。

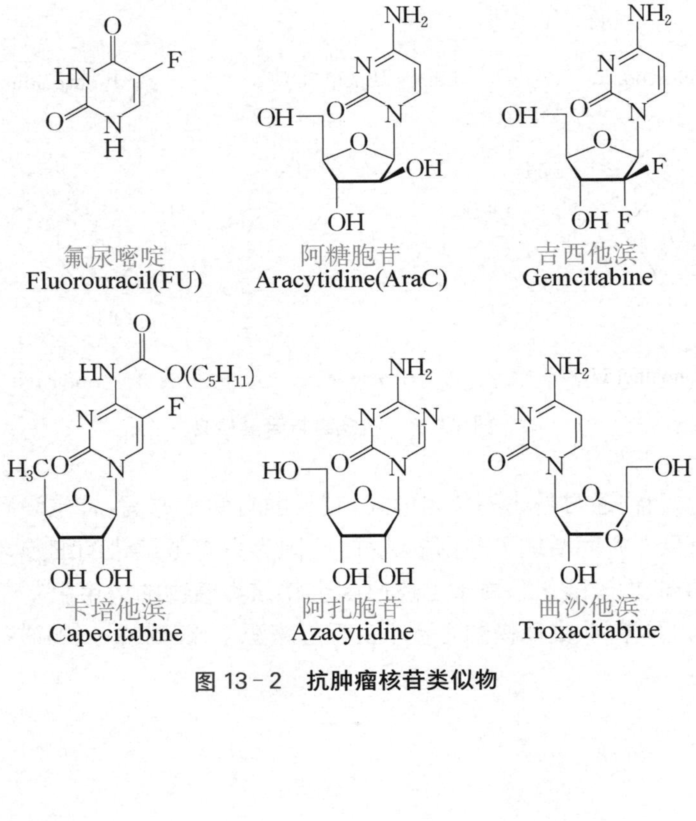

氟尿嘧啶
Fluorouracil(FU)

阿糖胞苷
Aracytidine(AraC)

吉西他滨
Gemcitabine

卡培他滨
Capecitabine

阿扎胞苷
Azacytidine

曲沙他滨
Troxacitabine

图 13 - 2　抗肿瘤核苷类似物

6-巯基嘌呤（6-mercaptopurine）、6-巯基鸟嘌呤（6-thioguanine）、8-氮杂鸟嘌呤（8-azaguanine）都是嘌呤类似物，其中6-巯基嘌呤临床上应用较多，适用于绒毛膜上皮癌、恶性葡萄胎、急性淋巴细胞白血病及急性非淋巴细胞白血病、慢性粒细胞性白血病的急变期。6-巯基嘌呤的结构与次黄嘌呤相似，唯一不同的是分子中C6上由巯基取代。6-巯基嘌呤在体内经磷酸核糖化而生成6-巯基嘌呤和苷酸，并且抑制IMP转变为AMP和GMP的反应。6-巯基嘌呤可以通过竞争性抑制次黄嘌呤-鸟嘌呤磷酸核糖转移酶，阻止嘌呤核苷酸补救合成途径。另外，6-巯基嘌呤与IMP结构相似，可以反馈抑制PRPP酰胺转移酶而干扰磷酸核糖胺的合成，从而阻断嘌呤核苷酸的从头合成。

次黄嘌呤   6-巯基嘌呤

二、抗肿瘤的氨基酸类似物

氨基酸类似物如氮杂丝氨酸（azaserine），又名重氮丝氨酸。其结构与谷氨酰胺相似，可干扰谷氨酰胺在嘌呤核苷酸合成中的作用，从而抑制嘌呤核苷酸的合成。所以这些氨基酸类似物有抑癌作用。

$$H_2N—\overset{O}{\overset{\|}{C}}—CH_2—CH_2—\overset{NH_2}{\overset{|}{CH}}—COOH \qquad 谷氨酰胺\ Gln$$

$$N\equiv N^+—CH_2—\overset{O}{\overset{\|}{C}}—O—CH_2—\overset{NH_2}{\overset{|}{CH}}—COOH \qquad 氮杂丝氨酸\ AS$$

三、抗肿瘤的叶酸类似物

氨喋呤（aminopterin）及甲氨喋呤（methotrexate）为叶酸类似物。甲氨喋呤通过竞争性抑制二氢叶酸合成酶，而使二氢叶酸不能还原成有生理活性的四氢叶酸，使嘌呤核苷酸和嘧啶核苷酸的生物合成过程中的一碳基团的转移作用受阻，导致DNA的生物合成受到抑制。甲氨喋呤治疗绒毛膜上皮癌、恶性葡萄胎、各类急性白血病、乳腺癌、肺癌、头颈部癌、消化道癌、宫颈癌等。

甲氨蝶呤
methotrexate(MTX)

叶酸
folic acid

（于　敏　王丽影）

参考文献

1. 汤其群. 生物化学与分子生物学[M]. 1 版. 上海:复旦大学出版社,2015.

2. 周春燕,药立波. 生物化学与分子生物学[M]. 9 版. 北京:人民卫生出版社,2018.

3. Choi H K, Mount D B, Reginato A M. Pathogenesis of Gout [J]. Ann Intern Med, 2005,143(7): 499－516.

4. Khanna D, Fitzgerald J D, Khanna P P, et al. 2012 American College of Rheumatology guidelines for management of gout. Part 1: systematicnonpharmacologic and pharmacologic therapeutic approaches to hyperuricemia [J]. Arthritis Care Res, 2012,64(10):1447－1461.

5. Lane A N, Fan T W. Regulation of mammalian nucleotide metabolism and biosynthesis [J]. Nucleic Acids Res, 2015,43(4):2466－2485.

6. Li G, Clercq De E. Therapeutic options for the 2019 novel coronavirus (2019－nCoV)[J]. Nat Rev Drug Discov, 2020. doi: 10. 1038/d41573－020－00016－0.

7. Shelton J, Lu X, Hollenbaugh J A, et al. Metabolism, biochemical actions, and chemical synthesis of anticancer nucleosides, nucleotides, and base analogs [J]. Chem Rev, 2016, 116 (23): 14379－14455.

8. Watanabe S, Kang D H, Feng L, et al. Uric acid, hominoid evaluation and the pathogenesis of salt-sensitivity [J]. Hypertension, 2002,40(3):355－360.
   Kratzer J T, Lanaspa M A, Murphy M N, et al. Evolutionary history and metabolic insights of ancient mammalian uricases [J]. PNAS, 2014,111(10):3763－3768.

9. Wilson P M, Danenberg P V, Johnston P G, et al. Standing the test of time: targeting thymidylate biosynthesis in cancer therapy [J]. Nat Rev Clin Oncol, 2014,11(5):282－298.

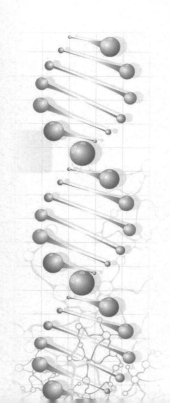

第四篇 | 氨基酸代谢与其相关疾病

第十四章　氨基酸的特点

第十五章　氨基酸代谢异常所致疾病

氨基酸是含有氨基（—NH$_2$）、羧基（—COOH）和特殊侧链（R基团）的有机化合物，主要由碳（C）、氢（H）、氧（O）和氮（N）组成。天然氨基酸有500余种，其中21种在人体有对应的遗传密码。氨基酸除是构成蛋白质和多肽的基本成分以外，本身及其代谢产物还参与许多生物过程，如神经递质、信号分子和其他重要物质（嘌呤类、卟啉类、肌酸和黑色素等）的生物合成。

第十四章 氨基酸的特点

1806 年,法国化学家 Louis-Nicolas Vauquelin 和 Pierre Jean Robiquet 在芦笋中分离出一种化合物,后来命名为天冬酰胺,这是第 1 个被发现的氨基酸。胱氨酸于 1810 年被发现,而它的单体半胱氨酸在 1884 年才被发现。甘氨酸和亮氨酸于 1820 年被发现。1935 年,William Cumming Rose 发现了 20 种常见氨基酸中的最后一种氨基酸——苏氨酸。1986 年,英国的 Chambers 和德国的 Zinoni 发现了第 21 种氨基酸——硒代半胱氨酸。

第一节 氨基酸的结构

氨基酸可按照氨基连在碳链上的位置不同而分为 α-、β-、γ-或 ω-氨基酸,但经蛋白质水解后得到的氨基酸都是 α-氨基酸,它们是构成蛋白质的基本单位。除甘氨酸外,其他蛋白质氨基酸的 α-碳原子均为不对称碳原子,因此氨基酸可以有立体异构体,分为 D-型与 L-型 2 种构型。实际上,目前发现的人体内组成蛋白质的氨基酸除甘氨酸外,其他均为 L-α-氨基酸。这种现象产生的原因至今未明。2005 年,$Science$ 杂志曾经把这种现象列为"最需回答的 125 个科学问题"之一。

氨基酸结构通式如图 14-1(R 基为可变基团)。

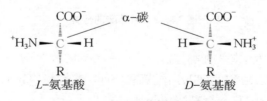

图 14-1 氨基酸的结构通式

第二节 氨基酸的分类

一、根据侧链基团极性分类

20 种蛋白质氨基酸在结构上的差别取决于侧链基团 R 的不同(图 14-2)。根据侧链基团极性可以将氨基酸分为非极性氨基酸和极性氨基酸。非极性氨基酸属于疏水氨基酸，常位于蛋白质立体构象的内部，以及镶嵌在细胞膜脂质双层结构中的蛋白质表面。极性氨基酸则为亲水氨基酸，常位于水溶性蛋白质表面。

非极性氨基酸有 8 种：丙氨酸(Ala)，缬氨酸(Val)，亮氨酸(Leu)，异亮氨酸(Ile)，脯氨酸(Pro)，苯丙氨酸(Phe)，色氨酸(Trp)，甲硫氨酸(Met)。

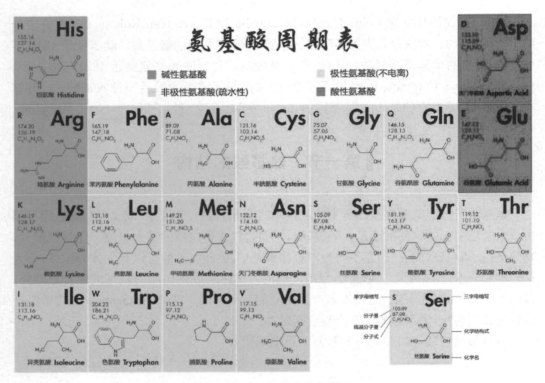

图 14 - 2　氨基酸的分类

极性氨基酸共 12 种，有 3 种类型。

1. 极性不带电荷　甘氨酸(Gly)、丝氨酸(Ser)、苏氨酸(Thr)、半胱氨酸(Cys)、酪氨酸(Tyr)、天冬酰胺(Asn)和谷氨酰胺(Gln)。

2. 极性带正电荷的氨基酸（碱性氨基酸）　赖氨酸(Lys)、精氨酸(Arg)和组氨酸(His)。

3. 极性带负电荷的氨基酸（酸性氨基酸）　天冬氨酸(Asp)、谷氨酸(Glu)。

二、根据人体是否能够合成分类

根据人体是否能够合成，可将氨基酸分为 3 类。

1. 必需氨基酸(essential amino acid)　人体不能合成或合成速度远不适应机体的需要，必须由食物蛋白供给的氨基酸称为必需氨基酸，共有 9 种：赖氨酸、色氨酸、苯丙氨酸、甲硫氨酸、苏氨酸、异亮氨酸、亮氨酸、缬氨酸和组氨酸。

2. 非必需氨基酸(non-essential amino acid)　人体可以自身合成,有 4 种:丙氨酸、天冬酰胺、半胱氨酸和谷氨酸。

3. 条件必需氨基酸(conditionally essential amino acid)　条件必需氨基酸又称为半必需氨基酸,人体虽能够合成,但通常不能满足正常需要。有 7 种:精氨酸、天冬氨酸、谷氨酰胺、甘氨酸、脯氨酸、丝氨酸和酪氨酸。

需要说明的是,这种分类方式并不是绝对的。在某些情况下,非必需氨基酸也需要通过外界提供。而且多种氨基酸可以相互转换。

第三节　氨基酸的需要量及功能

一、人体氨基酸每日需要量

对于必需氨基酸而言,每天人体都有需求。2007 年,世界卫生组织给出了成人建议补充量。半胱氨酸、酪氨酸和精氨酸对于婴幼儿是必须要额外补充的。1 岁以下的婴儿应补充成人剂量的 150%。对于 3 岁以上的儿童,应补充成人剂量的 110%～120%。甲硫氨酸和半胱氨酸,以及苯丙氨酸和酪氨酸往往放在一起补充(表 14 - 1)。

表 14 - 1　世界卫生组织建议的成人氨基酸每天摄入量

氨基酸	mg/每 kg 体重	mg/70 kg
组氨酸	10	700
异亮氨酸	20	1 400
亮氨酸	39	2 730
赖氨酸	30	2 100
甲硫氨酸＋半胱氨酸	10.4＋4.1	1 050
苯丙氨酸＋酪氨酸	25	1 750
苏氨酸	15	1 050
色氨酸	4	280
缬氨酸	26	1 820

二、氨基酸的功能

组成蛋白质的氨基酸除了为多肽链合成提供原料外,还有一些重要的功能。

1. 甘氨酸　参与嘌呤类、卟啉类和肌酸合成;在中枢神经系统分布广泛,是重要的抑制性神经递质,在神经信号传递中起重要作用。

2. 谷氨酸　参与谷氨酸脱氢酶为中心的联合脱氨基作用(谷氨酸被脱去氨基);是兴奋神经递质,在脑、脊髓中广泛存在,谷氨酸脱羧形成的 γ -氨基丁酸是一种抑制性神经递质,在生物体中广泛存在。

3. 色氨酸 可转变为神经递质 5-羟色胺;具有一定的抗氧化作用;可用于烟酸缺乏症(糙皮病)的治疗;具有改善睡眠的功效。

4. 精氨酸 代谢后产生信号分子 NO;是鸟氨酸循环的中间代谢物,能促使氨转变成为尿素,从而降低血氨含量;是精子蛋白的主要成分,有促进精子生成、提供精子运动能量的作用。

5. 甲硫氨酸 是体内最重要的甲基供体;很多含氮物质在生物合成时需要甲硫氨酸提供甲基,同时在蛋白质和核酸的甲基化修饰方面发挥重要作用;甲硫氨酸利用其所带的甲基,在体内转化成谷胱甘肽,对毒物或药物进行甲基化而起到解毒作用。

6. 天冬氨酸 是赖氨酸、苏氨酸、异亮氨酸、甲硫氨酸等氨基酸及嘌呤、嘧啶碱基的合成前体;是中枢神经系统中重要的兴奋神经递质;参与鸟氨酸循环,促进氨和 CO_2 生成尿素,降低血液中氮和 CO_2 含量。

7. 酪氨酸 参与合成黑色素、儿茶酚胺、多巴胺、肾上腺素和去甲肾上腺素等;

8. 组氨酸 在组氨酸脱羧酶的作用下,组氨酸脱羧形成组胺。组胺具有很强的血管舒张作用,并与多种变态反应及炎症有关;组氨酸的咪唑基能与 Fe^{2+} 或其他金属离子形成配位化合物,促进铁的吸收,因而可用于防治贫血;组氨酸还可降低胃液酸度。

9. 苯丙氨酸 在体内大部分经苯丙氨酸羟化酶催化作用氧化成酪氨酸,并与酪氨酸一起合成重要的神经递质和激素,参与机体糖代谢和脂肪代谢;是苯丙氨苄、甲酸溶肉瘤素等氨基酸类抗癌药物的中间体,也是生产肾上腺素、甲状腺素和黑色素的原料。

10. 谷氨酰胺 谷氨酰胺是肌肉中最丰富的游离氨基酸,约占人体游离氨基酸总量的 60%,为机体提供必需的氮源,促使肌细胞内蛋白质合成。谷氨酰胺具有重要的免疫调节作用,而且参与合成谷胱甘肽和核苷酸合成。

11. 赖氨酸 赖氨酸为合成肉碱提供结构组分,而肉碱会促使细胞中脂肪酸的合成;赖氨酸能提高钙的吸收及其在体内的积累,加速骨骼生长。赖氨酸可与钙、铁等矿物质元素螯合形成可溶性的小分子单体,促进这些矿物质元素的吸收。

12. 苏氨酸 胶原富含甘氨酸和丝氨酸,而此 2 种氨基酸的合成需要苏氨酸。苏氨酸可加速伤口愈合和损伤恢复。苏氨酸结合天冬氨酸和甲硫氨酸有助于增强消化不饱和脂肪的能力。苏氨酸对抗体产生有重要作用。

13. 亮氨酸 与异亮氨酸和缬氨酸一起参与损伤肌肉、皮肤和骨骼的修复和愈合。诱导胰腺分泌胰岛素,此功能与葡萄糖相加或有协同作用。

14. 异亮氨酸 与亮氨酸功能类似。

15. 缬氨酸 与异亮氨酸和亮氨酸一起促进身体正常生长,修复组织,调节血糖,并提供需要的能量。

16. 丙氨酸 L-丙氨酸是合成维生素 B_6 的重要原料,协助肝脏执行某些毒物的解毒作用。

17. 半胱氨酸　L-半胱氨酸是一种氨基酸类解毒药,参与细胞的还原过程和肝脏内的磷脂代谢,有保护肝细胞不受损害,促进肝脏功能恢复和旺盛的药理效应。主要用于放射性药物中毒、重金属中毒、锑剂中毒等。L-半胱氨酸能帮助胶原组织产生,维持皮肤的弹性。半胱氨酸可将巯基(—SH)供给体内许多重要的酶,如琥珀酸脱氢酶、乳酸脱氢酶等。

18. 脯氨酸　一旦进入肽链后,可发生羟基化作用,从而形成 4 -羟脯氨酸,是组成动物胶原蛋白的重要成分。补充脯氨酸可使牙齿更加坚固。

19. 丝氨酸　是合成嘌呤、胸腺嘧啶和胆碱的前体;L-丝氨酸羟基经磷酸化作用后能衍生出具有重要生理功能的磷脂酰丝氨酸,可增加大脑皮质中的神经递质乙酰胆碱的产量,也能刺激多巴胺的合成和释放。

20. 酪氨酸　酪氨酸是酪氨酸酶的催化底物,是最终形成黑色素的主要原料。

第四节　氨基酸的代谢

氨基酸代谢分为合成代谢和分解代谢。氨基酸通过代谢生成很多重要的活性物质。消化道吸收的外源氨基酸、蛋白质代谢生成的氨基酸和体内合成的氨基酸一起参与代谢,组成了"氨基酸代谢库"(图 14 - 3)。

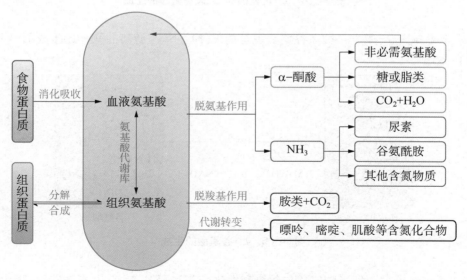

图 14 - 3　氨基酸代谢库

一、非必需氨基酸和条件必需氨酸的合成代谢

1. 丙氨酸和天冬氨酸　丙氨酸通过谷丙转氨酶转氨基生成 L -丙氨酸,草酰乙酸通

过谷草转氨酶转氨基生成 L-天冬氨酸,它们均可从谷氨酸获取氨基(图 14-4)。图中 ALT 为谷丙转氨酶;AST 为谷草转氨酶。

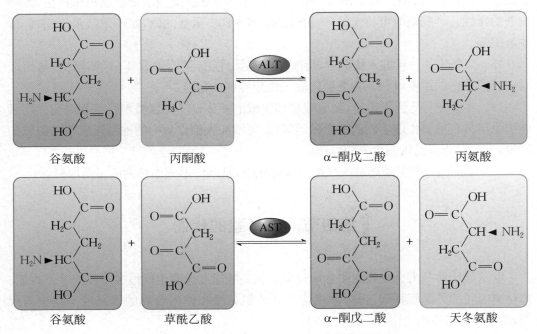

图 14-4　L-丙氨酸和 L-天冬氨酸的生成

2. 谷氨酸　α-酮戊二酸在谷氨酸脱氢酶的作用下,与游离的氨一起生成 L-谷氨酸(图 14-5)。

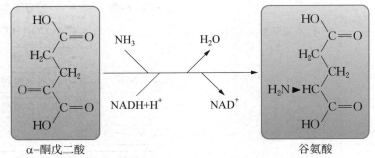

图 14-5　L-谷氨酸的生成

3. 半胱氨酸　同型半胱氨酸与丝氨酸发生巯基和羟基交换,生成胱硫醚,再生成半胱氨酸(图 14-6)。

4. 酪氨酸　L-苯丙氨酸羟化酶可催化苯丙氨酸转变为 L-络氨酸(图 14-7)。

5. 甘氨酸　甘氨酸转氨酶可将谷氨酸的氨基转移到乙醛酸,最终生成甘氨酸。甘氨酸还可通过胆碱合成甘氨酸。丝氨酸也可在羟甲基转移酶的催化下合成甘氨酸(图 14-8)。

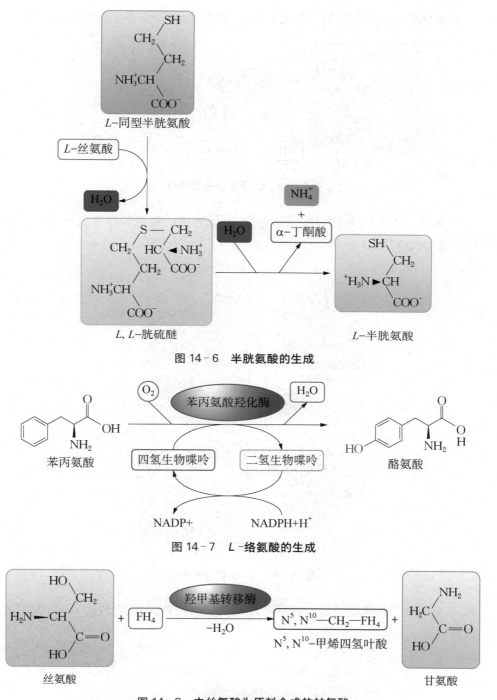

图 14-6　半胱氨酸的生成

图 14-7　*L*-络氨酸的生成

图 14-8　由丝氨酸为原料合成的甘氨酸

6. 脯氨酸　在谷氨酰激酶的作用下,谷氨酸生成谷氨酰磷酸,而后在谷氨酸半醛脱氢酶的作用下生成谷氨酸半醛,后者自发环化为吡咯啉-5-羧酸,在吡咯啉-5-羧酸还原酶的作用下还原为脯氨酸。

7. **天冬酰胺**　天冬酰胺酶可催化 L -天冬氨酸生成 L -天冬酰胺(图 14 - 9)。

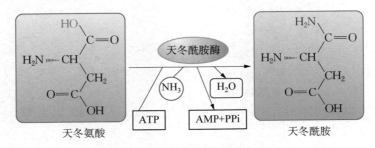

图 14 - 9　L -天冬酰胺的生成

8. **谷氨酸**　在葡萄糖-丙氨酸循环途径中,肌肉中的谷氨酸脱氢酶催化 α -酮戊二酸与氨结合形成谷氨酸(图 14 - 10)。

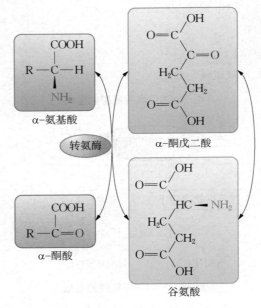

图 14 - 10　L -谷氨酸的生成

9. **谷氨酰胺**　谷氨酰胺合成酶可将 L -谷氨酸与游离的氨合成为 L -谷氨酰胺(图 14 - 11)。

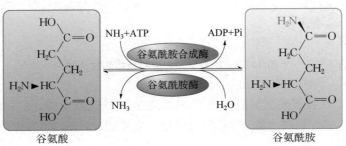

图 14 - 11　L -谷氨酰胺的合成

10. 精氨酸　氨基甲酰磷酸合成酶 I 催化 NH_3、CO_2 和 H_2O 在肝细胞线粒体中合成氨基甲酰磷酸,鸟氨酸氨基甲酰转移酶催化氨基甲酰磷酸转甲酰基给鸟氨酸生成瓜氨酸,瓜氨酸穿过线粒体膜进入胞质中,经精氨酸代琥珀酸合成酶催化生成精氨酸代琥珀酸,精氨酸代琥珀酸裂解酶催化精氨酸代琥珀酸裂解成精氨酸和延胡索酸(图 14 - 12)。

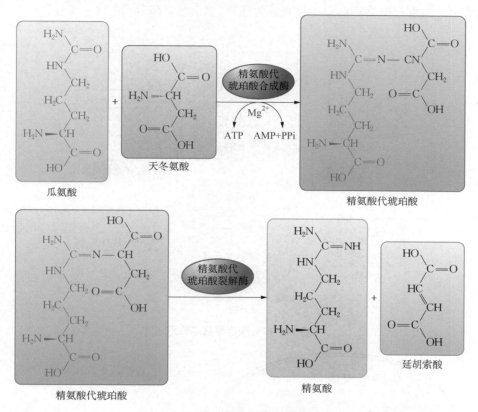

图 14 - 12　*L* - 精氨酸的生成

二、氨基酸的分解代谢

通过分解代谢,氨基酸可转变成多种重要的生理活性物质。

1. 脱氨基

(1) 转氨酶脱氨基:转氨作用是氨基酸脱氨的重要方式,除 Gly、Lys、Thr、Pro 外,大部分氨基酸都能参与转氨基作用。α - 氨基酸和 α - 酮酸之间发生氨基转移后,原来的氨基酸生成相应的酮酸,而原来的酮酸生成相应的氨基酸(图 14 - 13)。

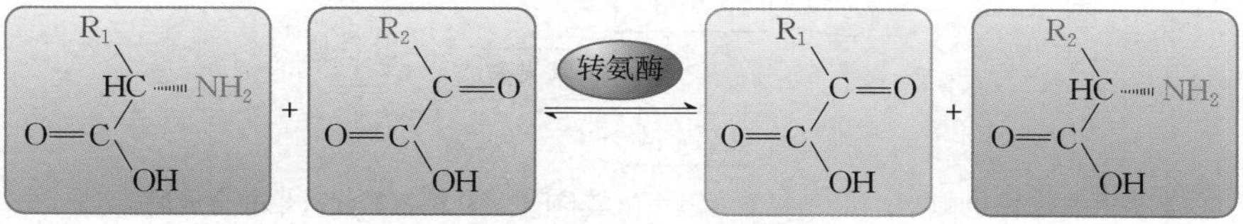

图 14 - 13　转氨酶脱氨基

（2）联合脱氨基：氨基酸的 α-氨基先转到 α-酮戊二酸上，生成相应的 α-酮酸和 Glu，然后在 L-Glu 脱氢酶的催化下，脱氨基生成 α-酮戊二酸，并释放出氨。转氨基与谷氨酸氧化脱氨的结合称为联合脱氨基（图 14-14）。

2. 氨的主要排泄形式是尿素　正常情况下，人体的氨只有小部分以铵盐的形式从尿液排出。大部分氨会在肝脏中被合成为尿素，然后经肾清除（图 14-15）。

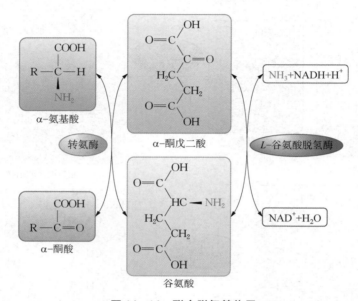

图 14-14　联合脱氨基作用

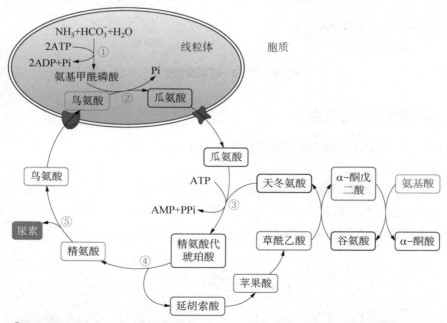

① 氨基甲酰磷酸合成酶I；② 鸟氨酸氨基甲酰转移酶；③ 精氨酸代琥珀酸合成酶；
④ 精氨酸代琥珀酸裂解酶；⑤ 精氨酸酶

图 14-15　生成尿素的鸟氨酸循环

3. 脱氨基后的氨基酸可转变为糖或酮体 脱去氨基后,氨基酸的剩余结构可以转变为糖或酮体。能够分解产生乙酰辅酶 A 和乙酰乙酸的称为生酮氨基酸。能够产生丙酮酸和三羧酸循环中间产物的氨基酸称为生糖氨基酸。能够完成 2 种转换的氨基酸称为生糖生酮氨基酸(表 14 - 2)。

表 14 - 2 生糖生酮氨基酸分类

类 别	氨基酸
生糖氨基酸	Gly, Ser, Val, His, Arg, Cys, Pro, Ala, Glu, Gln, Asp, Asn, Met
生酮氨基酸	Leu, Lys
生糖兼生酮氨基酸	Ile, Phe, Tyr, Trp, Thr

4. 氨基酸经脱羧反应生成胺类物质 氨基酸经过脱羧酶的作用后产生胺。一部分胺类物质本身就具有重要的生物活性,如谷氨酸脱羧后生成 γ-氨基丁酸(抑制突触传递),组氨酸脱羧生成组胺(强烈的血管扩张剂),色氨酸经 5 -羟色氨酸脱羧生成 5 -羟色胺(抑制神经传导,扩张血管)等。

5. 生成一碳单位 一碳单位是含有一个碳原子的基团,包括甲基($-CH_3$)、甲烯基($=CH_2$)、甲炔基($-CH=$)、甲酰基($O=CH-$)和亚氨甲基($HN=CH-$),是体内合成核苷酸的重要材料,主要来自甘氨酸、丝氨酸和色氨酸的分解代谢。

6. 甲硫氨酸供应甲基 甲硫氨酸含有 S-甲基,可在腺苷转移酶的催化下与 ATP 反应,生成 S-腺苷甲硫氨酸,是体内甲基最重要的直接供体。S-腺苷甲硫氨酸在甲基转移酶的催化下,将甲基转移至其他分子使其甲基化,如 DNA 甲基化和组蛋白甲基化等(图 14 - 16)。

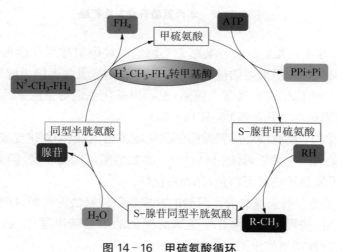

图 14 - 16 甲硫氨酸循环

7. 半胱氨酸生成牛磺酸和活性硫酸根 半胱氨酸先氧化成磺基丙氨酸,再经磺基丙氨酸脱羧酶催化脱羧而生成牛磺酸(图 14 - 17)。牛磺酸是结合胆汁酸的组成成分之

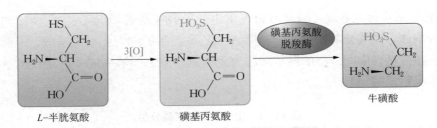

图 14 - 17　半胱氨酸生成牛磺酸

一,也可能参与脑发育。

　　半胱氨酸可直接脱去巯基和氨基,生成丙酮酸、氨和硫化氢。硫化氢经氧化生成硫酸根,经 ATP 活化后生成活性硫酸根,在肝脏代谢中发挥重要作用。此外,活性硫酸根还参与硫酸角质素和硫酸软骨素等化合物中硫酸化氨基糖的合成。

　　8. 苯丙氨酸可转变为酪氨酸　苯丙氨酸在苯丙氨酸羟化酶的催化下转变为酪氨酸(图 14 - 18)。先天性苯丙氨酸羟化酶基因突变患者,由于不能将苯丙氨酸羟化而形成酪氨酸,苯丙氨酸经转氨基作用生成苯丙酮酸,后者大量堆积后可严重影响脑发育。

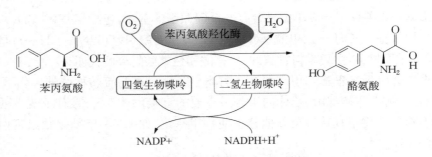

图 14 - 18　苯丙氨酸转变为络氨酸

　　9. 酪氨酸可转变为儿茶酚胺和黑色素　酪氨酸经酪氨酸羟化酶催化生成多巴,多巴脱羧后转变为多巴胺,是重要的神经递质。帕金森病患者多巴胺生成减少。在肾上腺髓质,多巴胺经 β-羟化生成去甲肾上腺素,然后甲基化生成肾上腺素。多巴胺、去甲肾上腺素和肾上腺素统称为儿茶酚胺(图 14 - 19)。

　　在黑色素细胞中,酪氨酸经酪氨酸酶催化生成多巴,多巴经氧化变成多巴醌,再经脱羧环化等反应,最后产生黑色素(图 14 - 19)。酪氨酸酶基因突变者,因为不能合成黑色素,表现为皮肤毛发色泽浅甚至白色,称为白化病。

　　10. 以氨基酸为原料合成肌酸　肌酸的合成是以甘氨酸为骨架,接受精氨酸提供的脒基而生成胍乙酸,进而由 S-腺苷甲硫氨酸提供的甲基而甲基化,最后生成肌酸(图 14 - 20),是体内存储能量的重要化合物。

　　11. 以氨基酸为原料合成乙醇胺和胆碱　乙醇胺由丝氨酸经脱羧基反应生成,而后通过 S-腺苷甲硫氨酸提供甲基,在氮原子上连接 3 个甲基而生成胆碱(图 14 - 21)。乙醇胺和胆碱是体内合成磷脂的重要原料,后者是重要神经递质-乙酰胆碱的合成原料。

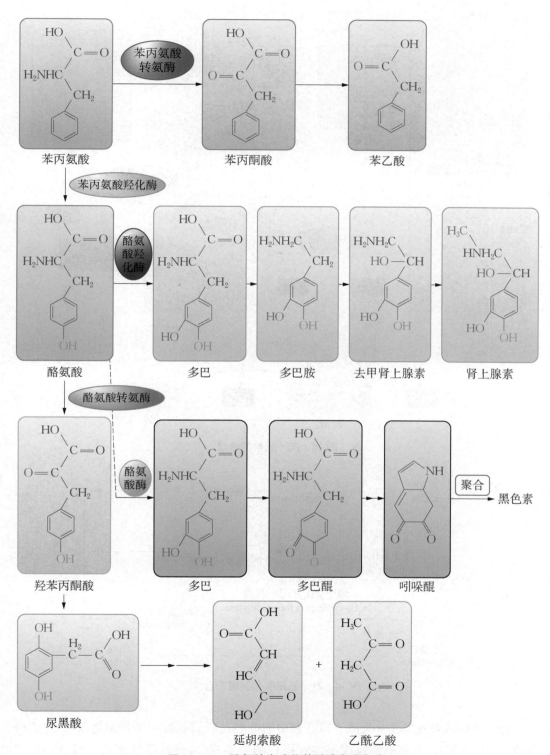

图 14-19 酪氨酸生成儿茶酚胺和黑色素

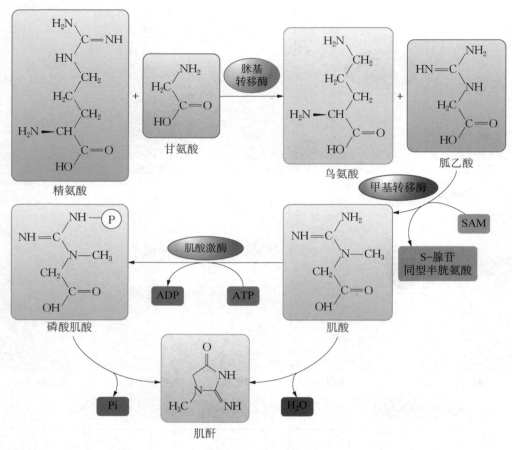

图 14-20　肌酸的合成

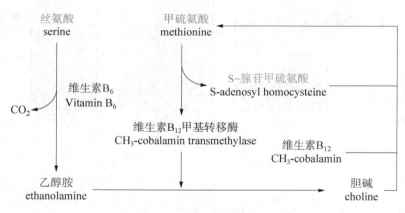

图 14-21　乙酰胺和胆碱的合成

12. 卟啉的合成需要甘氨酸　血红素中的卟啉是以甘氨酸和琥珀酰辅酶 A 为原料合成(图 14-22)。血红素不仅仅是血红蛋白的主要成分,也是肌红蛋白、细胞色素、过氧化物酶等多种功能蛋白质的辅基。

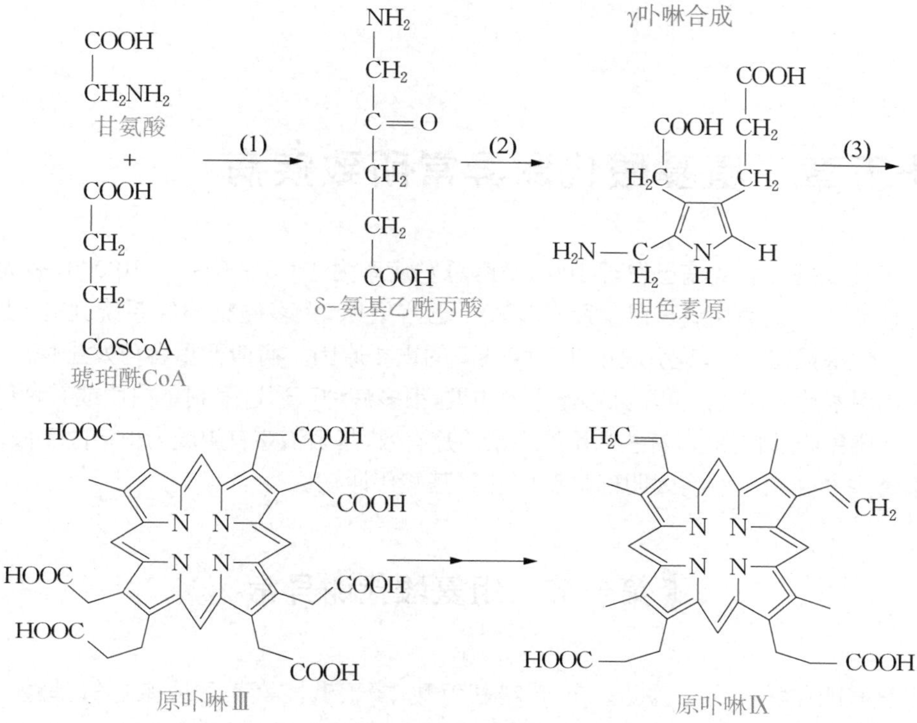

图 14-22　卟啉的合成

(1)氨基-γ-酮戊酸合酶;(2)胆色素原合成酶;(3)尿卟啉原Ⅰ合成酶,尿卟啉原Ⅲ合成酶

13. **以氨基酸为原料合成碱基**　人体可以从头合成核苷酸,因此基本上不需要从食物中获取核苷酸。在嘌呤环和嘧啶环的合成过程中,都只有一个碳原子来自 CO_2,其他碳原子均来自氨基酸,由甘氨酸和一碳单位提供。除甘氨酸为嘌呤环提供一个氮原子外,嘌呤环和嘧啶环中的氮原子主要由谷氨酰胺和天冬氨酸提供(详见第三篇图 10-2 及图 10-6)。

14. **精氨酸是 NO 的原料**　一氧化氮(NO)是重要的细胞信号分子。体内 NO 由精氨酸经一氧化氮合酶催化生成(图 14-23),而精氨酸酶则通过减少精氨酸而抑制 NO 的产生。

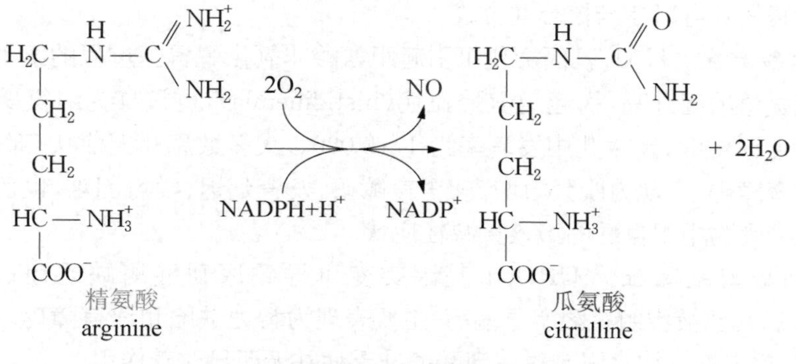

图 14-23　NO 的合成

第十五章　氨基酸代谢异常所致疾病

　　先天性氨基酸代谢病已发现 100 余种,总发病率为 1∶5 000～1∶10 000,多为常染色体隐性遗传。此类疾病可以累及全身多个器官组织,大多侵犯神经系统,临床上多表现为进行性脑损害症状,是引起小儿智能低下的重要原因。病情严重者可发生惊厥、瘫痪或严重代谢紊乱。这类疾病早期诊断十分重要,很多病种可通过限制蛋白质或某种氨基酸的摄入而避免严重脑损害,有些则用维生素治疗有效,基因治疗有望成为根治的手段。

　　本章主要介绍一些病因明确的遗传性氨基酸代谢病。

▌第一节　组氨酸代谢异常

　　组氨酸的化学名为 α-氨基-β-咪唑基丙酸,属于碱性氨基酸或杂环氨基酸。婴儿不能合成组氨酸,因此对婴儿而言组氨酸是必需氨基酸,需要从食物中获得。成人可合成一部分组氨酸,因此短期缺乏组氨酸,对成人影响不大,但成人也不能长期不补充组氨酸,因此组氨酸为营养性半必需氨基酸。

　　组氨酸的生物合成以磷酸核糖焦磷酸为起始物,由 9 个酶催化,经过 10 步反应,包括开环、异构和基团转移等,最后由组氨醇转化为组氨酸。

　　组氨酸的分解代谢分为 4 步(图 15-1):①由组氨酸酶(histidine ammonia-lyase, HAL)催化脱去 α-氨基生成尿刊酸;②通过尿刊酸水合酶 1(urocanate hydratase 1, UROC1)催化尿刊酸生成 4-酮咪唑-5-丙酸;③咪唑酮丙酸酶催化 4-酮咪唑-5-丙酸形成亚胺甲基谷氨酸;④亚胺甲基转移酶环化脱氨酶(formimidoyltransferase cyclodeaminase, FTCD)催化亚胺甲基谷氨酸生成终产物谷氨酸和 N^5-甲酰亚胺-四氢叶酸,其中谷氨酸可以转化为酮体,N^5-甲酰亚胺-四氢叶酸可以提供一碳单位,故组氨酸是生糖氨基酸并可以参与核苷酸合成。

　　1. **组氨酸血症**　HAL 基因突变可引起组氨酸非氧化脱氨基过程的第 1 步受阻,导致体液中组氨酸浓度升高,引起组氨酸血症(histidinemia),也被称为组氨酸尿症,属于常染色体隐性遗传病,新生儿中发病率为 1/12 000。大多数患儿无症状,部分患儿可有多个系统发育障碍,表现为肌张力增高、语言障碍、发育延迟、学习困难,也可引起智障。可以通过减少食物中组氨酸的摄入量减轻症状。

　　2. **尿刊酸酶缺乏症**　UROC1 基因突变可导致尿刊酸酶缺乏症(urocaninase deficiency),患儿血液中组氨酸明显偏高,主要表现为智力缺陷和语言障碍,有间断性情绪异常,具有攻击性。饮食限制对尿刊酸酶缺乏症并无明显改善作用。

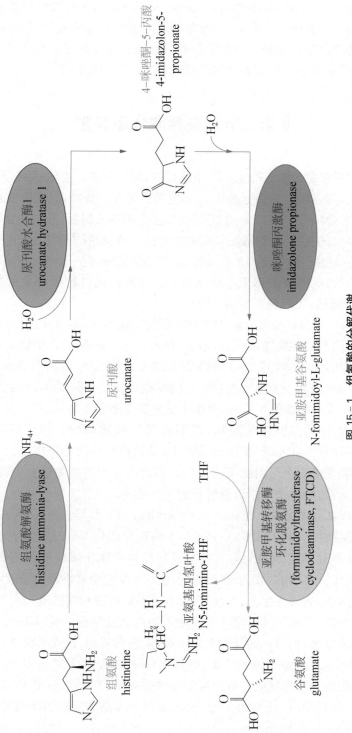

图 15-1 组氨酸的分解代谢

3. 谷氨酸亚胺甲基转移酶缺乏症　FTCD 基因突变可以导致谷氨酸亚胺甲基转移酶缺乏症(glutamate imine methyl-transferase deficiency),是先天性叶酸代谢缺陷中的第二大常见原因。患者病情轻重不一,重者表现为精神和身体发育迟缓,血清中叶酸升高等;轻者只有轻微智障,血清叶酸正常。由于叶酸衍生物在嘌呤和胸腺嘧啶核苷酸合成中的作用,具有 FTCD 缺陷的患者也会呈现巨幼红细胞性贫血。

第二节　亮氨酸代谢异常

亮氨酸的化学名称为 L－2－氨－4－甲基戊酸,属于营养必需氨基酸,人体不能合成,要通过食物摄入。亮氨酸、异亮氨酸和缬氨酸属于支链氨基酸,而支链氨基酸的分解代谢相似,分为 3 个阶段(图 15－2):①通过转氨基作用脱去氨基,分别转变为相应的支链 α－酮酸;②线粒体的支链 α－酮酸脱氢酶催化支链 α－酮酸脱去羧基,并进一步生成脂酰 CoA;③脂酰 CoA 进一步氧化为乙酰辅酶 A 和乙酰乙酸,进一步生成乙酰乙酰辅酶 A,最终可转化为酮体,故亮氨酸属于生酮氨基酸。分解代谢过程中产生的羟甲基戊二酰 CoA 也可以作为原料,用于胆固醇的合成。

1. 枫糖尿病　支链氨基酸分解代谢异常相关的遗传病,最常见的是因支链 α－酮酸脱氢酶复合物缺陷所致的枫糖尿病(maple syrup urine disease)。枫糖尿病是一种常染色体隐性遗传疾病,由于编码支链 α－酮酸脱氢酶复合体基因(branched-chain α-ketoacid dehydrogenase complex)突变,导致支链 α－酮酸脱氢酶复合体缺陷,支链氨基酸转氨基后形成的支链 α－酮酸不能氧化脱羧,组织中支链氨基酸和支链 α－酮酸异常增高。因尿液排出的 α－酮酸有类似枫糖的甜味,故而命名为枫糖尿病。活产婴儿的发病率为 1/180 000,出生时无异常表现,但可迅速恶化,导致持续终身的脑损伤。如果不给予患儿治疗,在疾病初期的 5 个月内就可能死亡。需要终身严格控制饮食中亮氨酸、异亮氨酸、缬氨酸的摄入量,肝移植可以改善患者的生活质量。

2. 异戊酸血症　异戊酸血症(isovaleric acidemia)又称异戊酰 CoA 脱氢酶缺乏症,是一种常染色体隐性遗传病,由位于 15q15.1 编码异戊酰 CoA 脱氢酶(isovaleryl-CoA dehydrogenase, IVD)基因突变导致异戊酸及其代谢产物在体内堆积,引起代谢性酸中毒和神经系统损害。典型的异戊酸血症患儿出生时多无异常表现,在新生儿早期(通常在生后 1 周内)起病,表现为拒乳、呕吐、反应差、脱水、嗜睡和四肢肌张力低等症状,呼气和体液多有"汗脚样"特殊气味。患儿多出现严重的代谢性酸中毒、酮尿、高氨血症和低钙血症,病情进展迅速,如得不到及时有效治疗,发病后致死、致残率极高。

3. 3－甲基巴豆酰甘氨酸尿症　3－甲基巴豆酰 CoA 羧化酶(methyl crotonyl CoA carboxylase)的功能是在亮氨酸分解代谢过程中催化 3－甲基巴豆酰 CoA 羧化成 3－甲基戊糖基 CoA。该酶有 α－亚基和 β－亚基组成,任一亚基的缺陷引起均可引起该病。位于 3q27.1 上 MCCC1 基因(methylcrotonoyl CoA carboxylase 1)编码 α－亚基,其突变引起 I 型 3－甲基巴豆酰甘氨酸尿症(3-methyl crotonylglycinuria)。位于 5q13.2 上

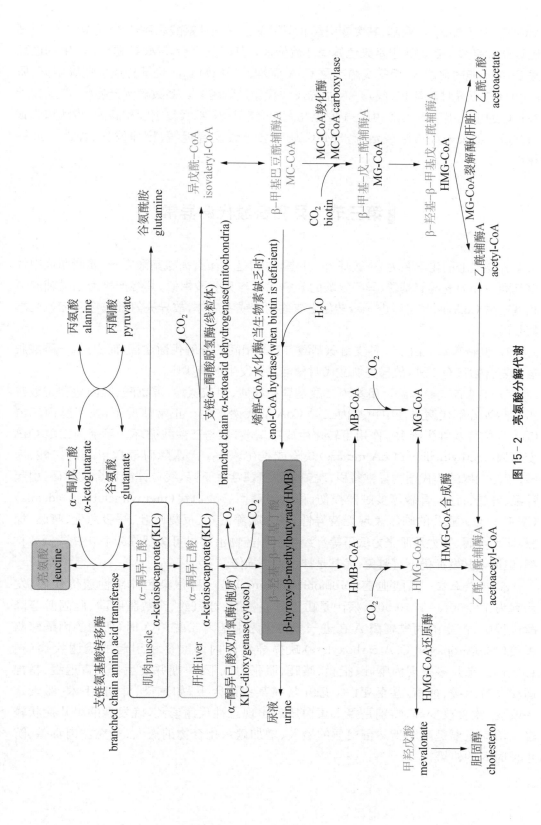

图 15-2 亮氨酸分解代谢

MCCC2 基因编码 β-亚基,其突变引起 II 型甲基巴豆酰甘氨酸尿症,2 个类型的 3-甲基巴豆酰甘氨酸尿症均属于常染色体隐性遗传病。基因突变后,3MCC 缺乏,3-甲基巴豆酰 CoA 不能转化成 3-甲基戊烯二酰 CoA 而堆积,导致血 3-羟基异戊酰肉碱增高、尿 3-甲基巴豆酰甘氨酸和(或)3-羟基异戊酸代谢产物增多。多数病例无症状,严重缺乏 3MCC 的患儿出生时正常,但在 1 岁至儿童期会喂养困难、反复呕吐和腹泻、嗜睡和肌张力减退。如果未经诊断或治疗,3MCC 缺乏会导致发育迟缓、癫痫发作、昏迷并最终死亡。

第三节　异亮氨酸代谢异常

异亮氨酸的化学名为 α-氨基-β-甲基戊酸,是人体必需氨基酸之一,属脂肪族中性氨基酸。作为支链氨基酸,异亮氨酸的分解代谢与亮氨酸相似,其终产物为乙酰辅酶 A 和琥珀酰 CoA,两者可以进一步转化生成葡萄糖或者酮体,故异亮氨酸属于生糖兼生酮氨基酸。

1. 枫糖尿症　由于 3 种支链氨基酸有基本相同的分解代谢途径,而支链 α-酮酸脱氢酶复合物只有 1 种,故异亮氨酸代谢异常也会发生枫糖尿症。

2. 甲基丙二酸血症　甲基丙二酸是异亮氨酸、甲硫氨酸、苏氨酸、胆固醇和奇数链脂肪酸等分解代谢途径中甲基丙二酰 CoA 的代谢产物。正常情况下,在甲基丙二酰 CoA 变位酶及维生素 B_{12} 作用下转化生成琥珀酸,参与三羧酸循环。甲基丙二酰 CoA 变位酶(methylmalonyl CoA mutase)缺陷或维生素 B_{12} 代谢障碍导致甲基丙二酸、丙酸、甲基枸橼酸等代谢物异常蓄积,琥珀酸脱氢酶活性下降,线粒体能量合成障碍,引起神经、肝脏、肾脏、骨髓等多脏器损伤,称为甲基丙二酸血症(methylmalonic academia)(图 15-3)。患儿的临床表现无特异性,多为喂养困难、反复呕吐、呼吸急促、嗜睡、惊厥、运动障碍、智力及肌张力低下等。经饮食和药物治疗虽可缓解临床症状并降低死亡率,但远期并发症仍不可避免,尤其是神经系统损伤。

3. 丙酸血症　丙酸血症(propionic acidemia)是一种常染色体隐性遗传疾病,发病率为 1/5 000～1/10 000,病因是由于异亮氨酸、苏氨酸、奇数脂肪酸、胆固醇等降解过程中,产生的丙酰辅酶 A 在进一步转化为甲基丙二酰 CoA 时,所需的丙酰辅酶 A 羧化酶(propionyl CoA carboxylase)缺损导致体内丙酸蓄积引起的代谢疾病(图 15-4)。患儿多表现为呕吐、拒食、嗜睡、肌张力低下,早期并发生长发育迟缓、精神运动发育迟缓、抽搐,甚至死亡。患儿常在某些诱因下,如感染、外伤、手术、激素水平改变、饮食改变等,特别是摄入蛋白质后出现急性代谢紊乱,晚发型的患儿症状较轻。治疗主要是限制天然蛋白质的摄入、增加碳水化合物的摄入、补充左肉毒碱、防止长时间的饥饿。

第四节　缬氨酸代谢异常

缬氨酸是含 5 个碳原子的支链非极性 α-氨基酸,化学名称为 α-氨基-3-甲基丁酸,是哺乳动物的必需氨基酸和生糖氨基酸,也是 3 种支链氨基酸之一。

高缬氨酸血症(hypervalinemia)由缬氨酸转氨酶(valine aminotransferase)缺乏所致,属常染色体隐性遗传性疾病。新生儿出生后 2 个月即表现嗜睡、呕吐、眼球震颤以及体格和智力发育迟缓。给予亮氨酸或异亮氨酸负荷后,未发现支链氨基酸氧化代谢异常。给患者以缬氨酸负荷可出现脑电图异常。使用大剂量维生素 B_6 治疗无效,应用低缬氨酸饮食可使症状明显好转,但须尽量使改善生化异常与保证生长发育需要达到平衡。缬氨酸代谢异常同样可以导致枫糖尿病。缬氨酸代谢异常如图 15-3、图 15-4所示。

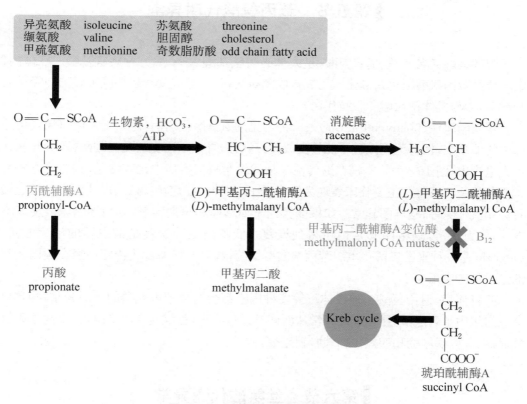

图 15-3　甲基丙二酸血症发生机制

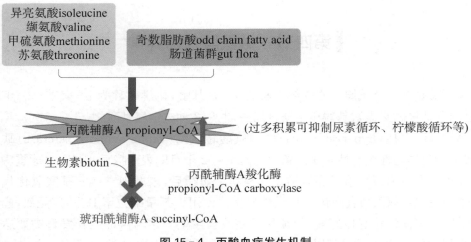

图 15‑4　丙酸血症发生机制

第五节　苯丙氨酸代谢异常

苯丙氨酸又名 2‑氨基苯丙酸,是人体必需氨基酸之一,属芳香族氨基酸。在体内,大部分经苯丙氨酸羟化酶催化作用氧化成酪氨酸,并与酪氨酸一起合成重要的神经递质和激素,参与机体糖代谢和脂肪代谢。

苯丙酮尿症(phenylketonuria)是一种常见的氨基酸代谢病,是由于苯丙氨酸代谢途径中的酶缺陷,使得苯丙氨酸不能转变成为酪氨酸,导致苯丙氨酸及其酮酸蓄积,并从尿中大量排出(图 15‑5)。本病在遗传性氨基酸代谢缺陷疾病中比较常见,其遗传方式为常染色体隐性遗传。主要临床表现为智力低下、精神神经症状、湿疹、皮肤抓痕征及色素脱失和鼠气味等,脑电图异常。如果能得到早期诊断和早期治疗,则前述临床表现可不发生,智力正常,脑电图异常也可得到恢复。低苯丙氨酸饮食是最主要的治疗方法。Palynziq 是一种聚乙二醇化重组苯丙氨酸解氨酶,作为一种酶替代治疗已经在美国和欧洲进入临床应用。

肝肾疾病、遗传、免疫、神经体液等多种因素都会造成苯丙氨酸的代谢异常,导致血液或组织中苯丙氨酸-羟化系统异常从而使其过量沉积,酪氨酸合成受阻,产生高苯丙氨酸血症、苯丙酮尿症和四氢生物蝶呤缺乏症。

第六节　丝氨酸代谢异常

丝氨酸又名 β 羟基丙氨酸,是一种非必需氨基酸,它在脂肪代谢、肌肉生长、免疫调节、细胞膜及神经细胞髓鞘形成中发挥重要作用。丝氨酸生物合成和转运异常会导致一

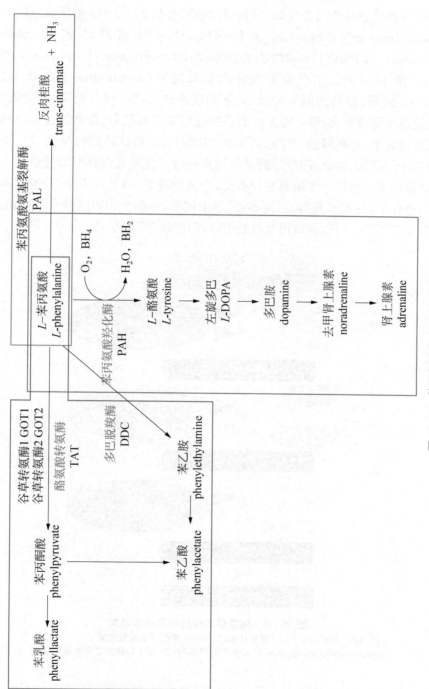

图 15-5 苯丙氨酸代谢与苯丙酮尿症

系列严重病变。

1. Neu-Laxova 综合征　Neu-Laxova 综合征是一种致命的多发性先天性异常综合征,病因为 3 种丝氨酸生物合成酶任何一种缺陷,包括 D-3-磷酸甘油酸脱氢酶(D-3-phosphoglycerate dehydrogenase,PHGDH)、磷酸丝氨酸转氨酶(phosphoserine aminotransferase 1,PSAT1)和磷酸丝氨酸磷酸酶(phosphoserine phosphatase,PSPH),后两种少见(图 15-6)。主要表现为宫内生长受限(intrauterine growth restriction,IUGR)、小头畸形、独特的面部特征、肢体和皮肤缺陷、脑畸形(无脑回、胼胝体发育不全、小脑及脑桥发育不全)等。常见的面部特征包括前额倾斜、眼球过度、眼球缺乏眼睑或外翻、眼睛扁平、外翻厚唇、小颌、耳朵大和颈部短。肢体缺陷包括四肢短小、手脚水肿、伴有褶皱的挛缩、并趾,仰趾外翻足和垂直距骨。皮肤通常是薄而透明且有水肿,具有鳞片状黄色皮下组织。生殖器发育不良、心血管畸形、肺发育不全、肾发育不全、白内障、小眼、脊柱裂、唇裂和腭裂、肌肉萎缩、羊水过多、小胎盘和短脐带亦可见到。大多数患者新生儿期死亡。可以尝试用丝氨酸治疗,但疗效有限。

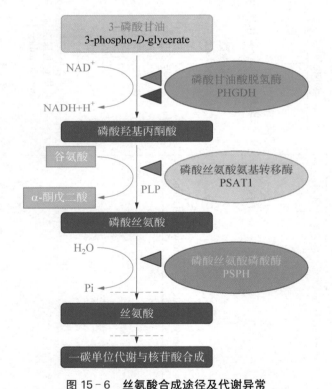

图 15-6　丝氨酸合成途径及代谢异常
3-phospho-D-glycerate 3-磷酸甘油;PHGDH 磷酸甘油酸脱氢酶;
3-phosphohydroxypyruvate 3-磷酸羟基丙酮酸;PSAT1 磷酸丝氨酸氨基转移酶

2. 丝氨酸转运系统缺陷　由于丙氨酸/丝氨酸/半胱氨酸/苏氨酸转运体 1(alanine/serine/cysteine/threonine transporter 1)缺乏导致的丝氨酸转运缺陷,具有与 Neu-Laxova 综合征部分重叠的表型。所有患儿均有严重的婴儿期发育迟缓和小头畸形,可有张力减退、高血压、癫痫、心律失常和痉挛。影像学检查可见薄胼胝体、髓鞘形成减少和脑萎缩。亦可有烦躁、多动、睡眠障碍、刻板症和斜视。丝氨酸和甘氨酸在血浆和脑脊液中处于正常范围内。

第七节　酪氨酸代谢异常

酪氨酸又称2-氨基-3-对羟苯基丙酸,是一种带有酚羟基的芳香族极性α-氨基酸。酪氨酸在人及动物体内可由苯丙氨酸羟化而产生,故当苯丙氨酸充足时,可自行合成。

酪氨酸血症(tyrosinemia)是一种罕见的常染色体隐性遗传代谢病,由于酪氨酸降解障碍导致脑、肝、肾、骨骼等多脏器损害,预后不良,致死及致残率很高。根据缺陷酶的不同,酪氨酸血症分为三型(图15-7)。

酪氨酸血症Ⅰ型是由于延胡索酰乙酰乙酸水解酶(fumarylacetoacetate hydroxylase,FAH)缺陷,酪氨酸及其代谢产物琥珀酰丙酮、4-羟基苯乳酸及4-羟基苯丙酮酸等蓄积。依据发病年龄分为3种类型:①急性型:患儿在出生后几天至几周内发病,主要临床表现是急性肝功能衰竭、黄疸、厌食、出血倾向、呕吐、皮肤苍白、生长缓慢和肝大,病情进展迅速。如未接受治疗,多在1岁内死亡;②亚急性型和慢性型:一般在6个月~2岁发病,肝、肾及神经损害,一些患儿合并佝偻病、角弓反张等,患儿常因剧烈疼痛而哭闹不止。如未经治疗可发展为肝细胞癌。

酪氨酸血症Ⅱ型是由于酪氨酸转氨酶(tyrosine aminotransferase,TAT)缺乏所致酪氨酸分解障碍。患儿以眼症状为主要特征,出生后数月出现流泪、畏光和结膜充血等症状,继而出现角膜溃疡和混浊、眼球震颤等,同时手掌和足底出现水疱、溃疡和过度角化,1岁以后智力和发育障碍。血清酪氨酸水平升高,尿中对羟基苯丙酮酸、对羟基苯基乳酸和对羟基苯甲酸增加。

酪氨酸血症Ⅲ型是由于4-羟基苯丙酮酸二加氧酶(4-hydroxyphenylpyruvate dioxygenase,HPPD)缺乏所致疾病。患儿一般无症状,也可以出现轻度的精神发育迟缓、痉挛和共济失调等症状。

第八节　色氨酸代谢异常

色氨酸作为一种必需氨基酸,2/3来源于组织蛋白质分解,1/3需要从食物中消化吸收。大部分色氨酸通过犬尿酸原代谢途径代谢,部分色氨酸通过保留吲哚环代谢途径代谢(图15-8)。

色氨酸代谢异常所致的疾病羟基犬尿氨酸尿症,有色氨酸尿症和黄尿酸尿症。这些疾病是由于从色氨酸到烟酸及辅酶Ⅰ的主要代谢途径发生障碍。

1. 高色氨酸血症或色氨酸尿症　色氨酸在吲哚胺2,3双加氧酶(indoleamine 2,3-

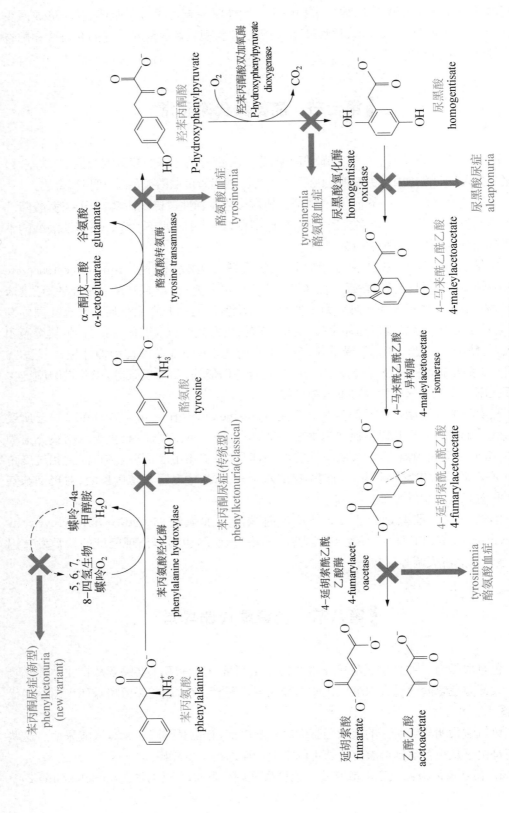

图 15－7　3 种酪氨酸血症的发病机制

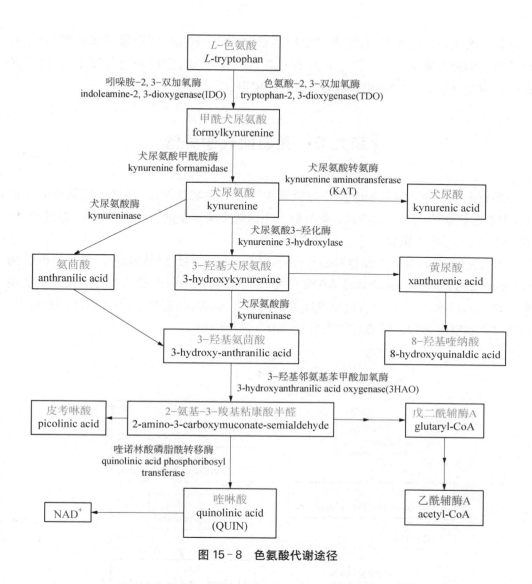

图 15-8　色氨酸代谢途径

dioxygenase，IDO）和色氨酸 2,3 双加氧酶（tryptophan 2,3-dioxygenase，TDO）作用下生成甲酰犬尿氨酸（formylkynurebine）。TDO 异常，属于常染色体隐性遗传，患者表现为身体及精神发育迟延、小脑共济失调和皮肤感光过敏；空腹时血清色氨酸增高（高色氨酸血症，hyperserotonemia），尿中色氨酸和吲哚乙酸排出增加（色氨酸尿症，tryptophanuria）。出生后如果早期诊断，给予烟碱酸可减轻皮肤和动作异常。

2. 黄尿酸尿症　黄尿酸是色氨酸代谢过程中，犬尿氨酸在犬尿氨酸酶（kynureninase）的作用下生成烟碱酸过程的中间代谢产物。如果基因突变导致犬尿氨酸酶缺陷，则导致黄尿酸尿症（xanthurenic aciduria），属于常染色体隐性遗传。因与维生素 B₆ 缺乏症症状相似，过去误称为维生素 B₆ 缺乏症。患儿可有精神发育迟缓、智力低下等神经系统症状，以及烟碱酸缺乏引起的口内炎、口角炎和舌炎等症状。尿中大量出现的黄尿酸、犬尿氨酸、3-羟基犬尿氧酸、犬尿酸为本病的特征。口服色氨酸后测定

24 h 尿中的色氨酸代谢产物,患者可增加达正常的 5～10 倍,特别是黄尿酸明显增加。确诊需要测定犬尿氨酸酶活性。大量维生素 B_6 治疗有效,但酶缺乏程度不同,维生素 B_6 的效果也不同。同时并用烟碱酸治疗的效果更好。

第九节　赖氨酸代谢异常

赖氨酸是人体必需氨基酸之一。赖氨酸不参与转氨基作用,并且脱氨基反应不可逆,因此赖氨酸的代谢非常特殊。赖氨酸是生糖兼生酮氨基酸,可以形成 D -葡萄糖、糖原和脂质,最终产生能量。

1. 高赖氨酸血症　高赖氨酸血症(hyperlysinemia)的致病基因是 α-氨基半醛合酶(α-aminoglyaldehyde synthase, AASS)(图 15-9),属常染色体隐性遗传性代谢紊乱疾病。患儿的赖氨酸明显升高,临床表现为肌肉无力、癫痫、轻度贫血、智力残疾、关节和肌肉松弛和晶状体异位。可通过限制赖氨酸摄入进行治疗。

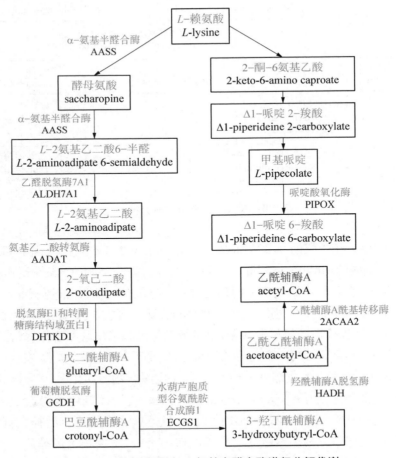

图 15-9　赖氨酸通过 α-氨基半醛合酶进行分解代谢

2. α-酮己二酸血症　α-酮己二酸血症(α-ketoadiponemia)由于α-酮己二酸脱氢酶(α-ketoadipate dehydrogenase)(图15-10)缺陷引起的代谢疾病,属常染色体隐性遗传。患儿尿α-酮己二酸、α-羟己二酸和戊二酸升高,确诊需要酶活性测定。主要表现为发育延迟、消瘦、自身虐待等行为,虽无听觉异常,但不能说话,智商在25以下,食物摄取有困难。目前尚无特效疗法,低蛋白质和限制赖氨酸摄入可以试用。

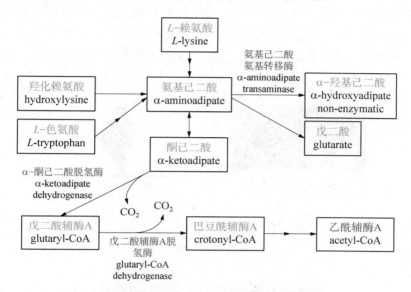

图15-10　赖氨酸通过α-酮己二酸脱氢酶进行分解代谢

3. 戊二酸血症　戊二酸血症分为Ⅰ型和Ⅱ型。戊二酸血症Ⅰ型(glutaric aciduria type Ⅰ)是由于戊二酰辅酶A脱氢酶(glutaryl coenzyme A dehydrogenase,GCDH)缺陷引起的代谢疾病,患儿的赖氨酸、羟赖氨酸和色氨酸代谢障碍,导致体内戊二酸、3-羟基戊二酸和戊烯二酸蓄积,属于常染色体隐性遗传(图15-11)。患儿的尿戊二酸和

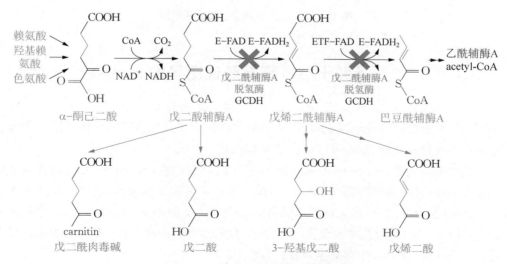

图15-11　戊二酸血症Ⅰ型发病机制

2-羟基戊二酸升高,临床表现为肌张力障碍、运动障碍、尾状核和壳核退化、额颞叶萎缩和蛛网膜囊肿。治疗上应尽早采用低蛋白质和高热量饮食,补充维生素 B_2,左旋肉碱可以维持患者正常生长发育。

ETF-辅酶 Q 氧化还原酶(ETF-ubiquinone oxidoreductase,ETF-QO)或电子转运黄素蛋白(electron transfer flavoprotein,ETF)缺陷导致戊二酸血症 II 型(图 15-12),在伴有先天性畸形的患者中以 ETF-QO 缺陷多见。戊二酸血症第 2 型临床上分为 3 型,即新生儿期发病伴先天畸形、新生儿期发病不伴先天畸形,以及轻症和(或)迟发型。前两型常有严重多种酰基 CoA 脱氢缺陷,后者有轻度多种酰基 CoA 脱氢缺陷或乙基丙二酸-己二酸尿症。

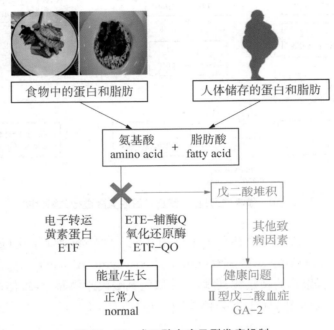

图 15-12　戊二酸血症 II 型发病机制

▍第十节　精氨酸代谢异常

早产儿不能在体内合成精氨酸,因此精氨酸对于早产儿而言是必需氨基酸。但大多数健康人不需要补充精氨酸,可以由谷氨酰胺合成。

精氨酸酶缺乏症(arginase deficiency),又称精氨酸血症(argininemia),属常染色体隐性遗传病,由肝脏精氨酸酶(arginase 1)缺乏导致精氨酸降解障碍,鸟氨酸与尿素生成减少,血液氨含量增高,是先天性尿素循环障碍中较少见的类型(图 15-13)。该病多发于婴幼儿(1～3 岁)。患儿常表现为生长发育迟缓、痉挛性瘫痪、癫痫及小脑萎缩。早期常常被误诊为脑性瘫痪,生存质量极差,预后不良。

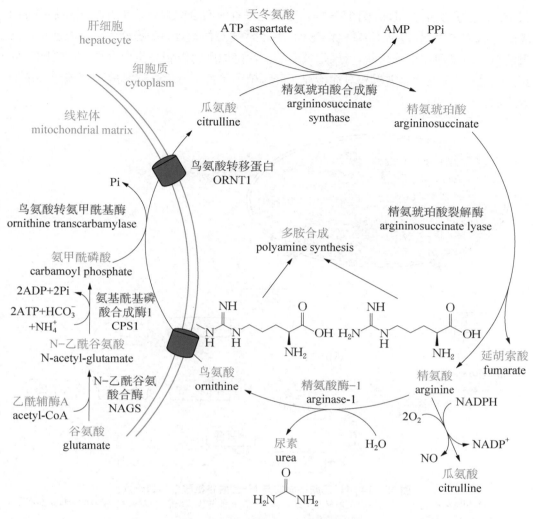

图 15-13　精氨酸代谢与精氨酸酶

第十一节　谷氨酸代谢异常

谷氨酸化学名称为 α-氨基戊二酸。谷氨酸是一种非必需氨基酸,大量存在于谷类蛋白质中,参与动物、植物和微生物中的许多重要化学反应。谷氨酸也是脊椎动物神经系统中最丰富的兴奋性神经递质。

N-乙酰谷氨酸合酶缺乏症(N-acetylglutamate synthase deficiency,NAGSD)是由于 N-乙酰谷氨酸合酶(N-acetylglutamate synthase)缺乏所致,属常染色体隐性遗传,以高氨血症脑病及肝病为主要临床特点。N-乙酰谷氨酸合酶可催化乙酰辅酶 A 与谷氨酸产生 N-乙酰谷氨酸,N-乙酰谷氨酸激活另一种酶——氨甲酰磷酸合成酶Ⅰ,该酶是尿素循环过程中的关键酶(图 15-14)。N-乙酰谷氨酸合酶缺乏症患儿在出生后的第 1 周即可有临床表现,包括不愿进食、癫痫、不正常的身体运动、呼吸异常和体温波动。如果没有及时发现和正确诊断,后果是致命的。治疗原则为限制高蛋白食物、促进排氨、纠正高氨血症、保证营养需求和对症治疗。肝移植是治疗 N-乙酰谷氨酸合酶缺乏症的有效方法。

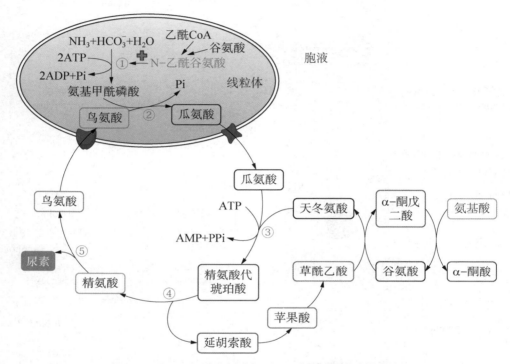

图 15-14 N-乙酰谷氨酸与 N-乙酰谷氨酸合酶缺乏症
① 氨基甲酰磷酸合成酶Ⅰ;② 鸟氨酸氨基甲酰转移酶;③ 精氨酸代琥珀酸合成酶;④ 精氨酸代琥珀酸裂解酶;⑤ 精氨酸酶

第十二节 天冬酰胺代谢异常

人体通常可以合成足够的天冬酰胺,参见本篇图 14-9。天冬酰胺与还原糖或其他羰基源一起,在加热到足够的温度时,会在食物中反应产生致癌物质丙烯酰胺。这些产品常出现在炸薯条、薯片和烤面包等烘焙食品中。

天冬酰胺是大脑发育和功能所必需的。缺乏天冬酰胺可能会导致一些大脑疾病。比如,天冬酰胺合酶缺陷(asparagine synthase deficiency)会导致先天性小头畸形、严重智力障碍和进行性脑萎缩。

天冬酰胺作为药物也具有广泛的辅助治疗作用或潜力,包括用以治疗心肌梗死、心肌代谢障碍、心力衰竭、心脏传导阻滞和疲劳等。由于肿瘤细胞生长需要天冬酰胺,寻找这种氨基酸的类似物——代谢拮抗剂，被认为是治疗癌症的一种有效手段。

第十三节　甘氨酸代谢异常

甘氨酸可由机体合成，但仍然需要外源性补充以满足不同生理过程需要。

甘氨酸参与了多种多样的生理生化反应，其合成和分解中任何环节的错误都会导致疾病的发生。与甘氨酸代谢相关的疾病包括：非酮症高甘氨酸血症、氨基甲酰磷酸合成酶缺乏症、亚氨基甘氨酸尿症、枫糖尿病、苯丙酮尿症和丙酸血症等。

以非酮症高甘氨酸血症（nonketotic hyperglycinemia，NKH）为例。NKH 是一种常染色体隐性遗传的代谢性疾病。患儿新生儿期就会出现严重的神经症状，主要包括喂养不良、嗜睡、肌张力减退、抽搐或脑病等。脑脊液中甘氨酸与血浆中甘氨酸呈高比值是主要的生化检测标准。NKH 的主要病因是甘氨酸裂解系统（glycine cleavage system，GCS）（图 15-15）病变导致甘氨酸累积，其中 T 蛋白基因（氨基甲基转移酶，aminomethyl transferase）和 P 蛋白基因（甘氨酸脱氢酶，glycine dehydrogenase）分别占所有突变的 $10\%\sim15\%$ 和 80%，而 H 蛋白中的突变在所有已知突变中 $<1\%$。甘氨酸过多的在中枢神经系统堆积影响抑制性甘氨酸受体及兴奋性 N-甲基-D-天冬氨酸受体，从而导致兴奋传递紊乱。其中甘氨酸受体主要分布于脑干及脊髓，过多的甘氨酸增强了该受体的抑制反应从而引起嗜睡、肌张力减弱等临床表型。目前，针对 NKH 的疗法主要是尽可能降低血浆中的甘氨酸浓度，从而降低脑中的甘氨酸浓度，可通过给予苯甲酸钠来驱动甘

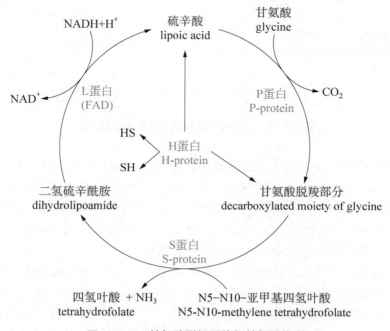

图 15-15　甘氨酸裂解系统与甘氨酸代谢

氨酸驱逐系统并除去过量的甘氨酸来完成。此外,还可使用大脑皮质中 NMDA 受体的拮抗剂,例如右美沙芬或氯胺酮。

第十四节　脯氨酸代谢异常

脯氨酸代谢异常与多种疾病相关,主要包括:Ⅰ型高脯氨酸血症、Ⅱ型高脯氨酸血症(图 15 - 16)、P5C 合成酶缺陷、羟脯氨酸血症、亚氨基甘氨酸尿和丙酮酸羧化酶缺乏症等。脯氨酸代谢受损也被认为是精神分裂症的易感因素。

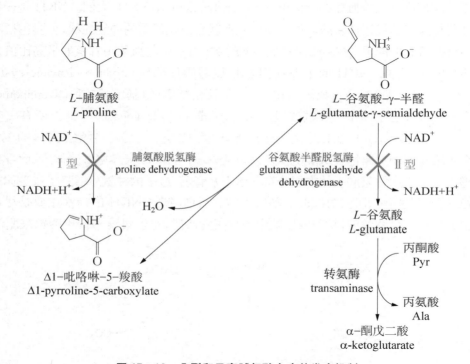

图 15 - 16　Ⅰ型和Ⅱ高脯氨酸血症的发病机制

1. Ⅰ型高脯氨酸血症　Ⅰ型高脯氨酸血症(hyperprolinemia type Ⅰ)是由脯氨酸脱氢酶 1(proline dehydrogenase 1)缺陷导致,生化诊断指标为血浆中脯氨酸水平增高(高于正常水平 2~10 倍)。部分患者表现为神经、肾和(或)听觉缺陷;重度患者有严重的精神运动障碍和持续癫痫状态。目前,对该病尚无有效方法,限制脯氨酸摄入仅可对血浆脯氨酸水平适度控制,对临床表型未见明显影响。

2. Ⅱ型高脯氨酸血症　Ⅱ型高脯氨酸血症(hyperprolinemia type Ⅱ)是由 1 - 吡咯啉- 5 -羧酸脱氢酶(1-pyrroline-5-carboxylate dehydrogenase, glutamate semialdehyde dehydrogenase)基因突变导致脱氢酶活性丧失所致。患者血浆中脯氨酸的浓度一般高出正常水平 10~15 倍,通常出现精神发育迟滞、痉挛性截瘫、关节过度活动、皮肤松弛、白内障、高氨血症、低氯脯氨酸血症、低碳酸血症和低鸟氨酸血症等异常。有时也会出现营养不良和肝脏疾病。

第十五节　半胱氨酸代谢异常

半胱氨酸的化学名称为 2-氨基-3-巯基丙酸($C_3H_7NO_2S$)。半胱氨酸作为一种脂肪族含巯基的极性 α-氨基酸,可由体内的必需的甲硫氨酸转化而来,也可以在中性和弱碱性溶液中被空气氧化成胱氨酸。

同型半胱氨酸尿症(homocysteinuria)是由亚甲基四氢叶酸还原酶(methylene tetrahydrofolate reductase,MTHFR)和胱硫醚合成酶(cystatohinine synthetase,CBS)基因突变所致(图 15-17)。临床表现为晶状体脱位、凝血功能异常、骨质疏松或其他骨骼异常。同型半胱氨酸是动脉粥样硬化的主要风险因子。叶酸与维生素 B_6、B_{12} 联合应用,可降低血同型半胱氨酸水平。

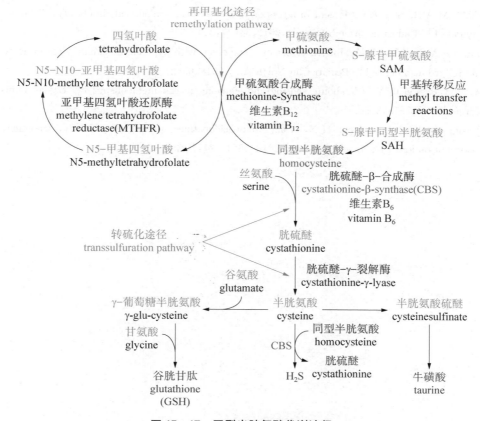

图 15-17　同型半胱氨酸代谢途径

SAM:S-腺苷甲硫氨酸;homocysteine:同型半胱氨酸;MTHFR:亚甲基四氢叶酸还原酶;cystathionine:胱硫醚;GSH:谷胱甘肽;taurine:牛磺酸

（马　端　张　进）

参考文献

1. 贺林,马端,段涛. 临床遗传学[M]. 上海:上海科技出版社,2013.

2. 汤其群. 生物化学与分子生物学[M]. 上海:复旦大学出版社,2015.

3. Adeva-Andany M M, López-Maside L, Donapetry-García C, et al. Enzymes involved in branched-chain amino acid metabolism in humans [J]. Amino Acids, 2017,49(6):1005 – 1028.

4. Aliu E, Kanungo S, Arnold G L. Amino acid disorders [J]. Ann Transl Med, 2018,6(24):471.

5. Firth H V, Hurst J A. Clinical genetics and genomics [M]. 2nd ed. Oxford, Oxford University Press, 2017.

6. Gruenbaum S E, Chen E C, Sandhu M R S, et al. Branched-chain amino acids and seizures: A systematic review of the literature [J]. CNS Drugs, 2019,33(8):755 – 770.

7. Haro D, Marrero P F, Relat J. Nutritional regulation of gene expression: carbohydrate-, fat- and amino acid-dependent modulation of transcriptional activity [J]. Int J Mol Sci, 2019,20(6):1386.

8. Kandasamy P, Gyimesi G, Kanai Y, et al. Amino acid transporters revisited: New views in health and disease [J]. Trends Biochem Sci, 2018,43(10):752 – 789.

9. Monné M, Vozza A, Lasorsa F M, et al. Mitochondrial carriers for aspartate, glutamate and other amino acids: A review [J]. Int J Mol Sci, 2019,20(18),pii: E4456.

10. Siddik M A B, Shin A C. Recent progress on branched-chain amino acids in obesity, diabetes, and beyond [J]. Endocrinol Metab (Seoul),2019,34(3):234 – 246.

11. Summar M L, Mew N A. Inborn errors of metabolism with hyperammonemia: Urea cycle defects and related disorders [J]. Pediatr Clin North Am, 2018,65(2):231 – 246.

12. Wang Y P, Lei Q Y. Metabolite sensing and signaling in cell metabolism [J]. Signal Transduct Target Ther, 2018,3:30.

13. Wasim M, Awan F R, Khan H N, et al. Aminoacidopathies: prevalence, etiology, screening, and treatment options [J]. Biochem Genet, 2018,56(1 – 2):7 – 21.

第五篇 | 肿瘤代谢

第十六章　肿瘤细胞的代谢特征

第十七章　乙酰化调控肿瘤代谢

第十八章　代谢小分子调控表观遗传

第十九章　代谢产物调控肿瘤免疫

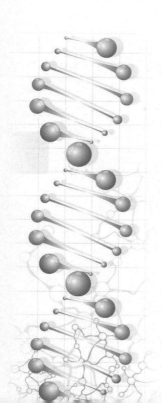

与正常细胞相比,肿瘤细胞因其基因或者表观遗传的改变,导致许多代谢通路发生紊乱。本篇将从细胞代谢的上游调控机制(重点关注乙酰化调控肿瘤代谢),以及细胞代谢的下游效应(包括代谢小分子调控表观遗传、代谢与肿瘤免疫)展开讨论,并探讨代谢与表观遗传交互调控网络稳态失衡与肿瘤发生、发展的内在关联,这些代谢变化对肿瘤的发生、发展以及临床靶向治疗具有重要意义。了解细胞代谢对开发针对肿瘤代谢途径的新疗法具有积极意义。

第十六章 肿瘤细胞的代谢特征

癌症的基因突变学说认为,一系列的原癌、抑癌基因突变是正常细胞转化为肿瘤细胞的必要条件。科学家们发现,许多原癌、抑癌基因突变能直接调控代谢相关基因转录,如 $p53$ 突变、$KRAS$ 突变、$BRAF$ 突变和 MYC 扩增等。因此,代谢失调曾一度被认为只是伴随肿瘤发生的"结果",而非促进细胞恶性转化的"原因"。近年来,大规模基因测序研究发现,代谢基因在不同类型的肿瘤中存在高频率的早期突变,这为"代谢失调是肿瘤发生诱因"的理论提供了直接证据。美国生物学家 Douglas Hanahan 与美国科学院院士 Robert A. Weinberg 在 2011 年修订的 *Cell* 权威综述"癌症标志:下一代"(Hallmarks of Cancer:The Next Generation)中,将细胞能量异常(deregulating cellular energetics)列为"新型肿瘤标志"之一。目前,代谢研究专家 Natalya N. Pavlova 和美国科学院院士 Craig B. Thompson 提出的肿瘤代谢六大特征,得到了国际学界的广泛认同。

一、糖代谢与氨基酸代谢失调

葡萄糖和谷氨酸的分解代谢为肿瘤细胞快速增殖提供大量能量和作为合成代谢原料的生物大分子。此外,这两者代谢产生的 NADPH 为体内多种生物合成反应提供还原当量,并帮助维持细胞氧化还原能力。

早在 20 世纪二三十年代,德国生化学家 Otto Warburg 就发现:肿瘤细胞相比于正常细胞会摄取更多的葡萄糖,而且即使在线粒体功能完整和氧气供应正常的情况下,还是依赖于糖酵解提供能量。尽管这一现象的分子机制至今没有被完全阐明,但是根据肿瘤细胞摄取高水平葡萄糖的这个现象,人们发明了 FDG – PET 技术:给患者注射葡萄糖的放射性类似物 $2(^{18}F)$-fluoro-2-deoxy-D-glucose(FDG),然后使用正电子发射断面成像 PET 技术显像,进行肿瘤的临床诊断和预后判断。那么是什么信号通路在控制肿瘤细胞对葡萄糖的摄取呢? 研究发现生长因子及肿瘤细胞与胞外基质的结合等外界刺激可以激活 PI3K/Akt 信号通路,促进葡萄糖转运蛋白 GLUT1 和糖酵解的第 1 个酶——己糖激酶(hexokinase, HK)的表达,从而调控葡萄糖的摄取和代谢,促进线粒体电位,ATP 生成及肿瘤细胞的生长。另外癌基因 Ras 也可上调 GLUT1,促进葡萄糖的摄取和代谢。

谷氨酰胺除了为肿瘤细胞生长提供碳源外,还提供合成嘌呤和嘧啶核苷酸,氨基葡萄糖-6-磷酸及非必需氨基酸等含氮物质所需的氮源。在 20 世纪 50 年代,美国生理学家 Harry Eagle 发现使 HeLa 细胞达到最大生长速度的细胞培养液中所含的谷氨酰胺浓度是其他氨基酸的 $10\sim100$ 倍,并且谷氨酰胺是在肝癌等多种肿瘤中消耗最快的氨基酸。类似于用 ^{18}F – FDG 结合 PET/CT 来检测肿瘤,最近的研究发现 ^{18}F 标记的谷氨酰胺也可以用于临床前和早期临床诊断,并且该方法在检测高葡萄糖利用率的器官,比如脑部肿瘤时,相对 ^{18}F-FDG 更有优势。谷氨酰胺的摄取主要受癌基因 $c-myc$ 的调控: $c-myc$ 可以促进谷氨酰胺转运蛋白 ASCT2 和 SN2,以及谷氨酰胺代谢酶 GLS1 和 PRPS2 的表达,进而调控谷氨酰胺的摄取和代谢。

二、以机会主义模式获取所需营养物质

尽管肿瘤细胞可以通过各种方式增加葡萄糖和氨基酸的摄入,但是由于其增殖引起的营养物质快速消耗及肿瘤血管供应不足,体内肿瘤细胞经常会遭遇营养不足的状况。为了应对这一情况,肿瘤细胞可以通过突变获得额外利用非常规营养物质的能力。例如,在正常细胞中,细胞外蛋白质一般不被作为机体所需氨基酸来源。而肿瘤细胞中 Ras 或者 $c-Src$ 突变可以促进细胞骨架重排,使肿瘤细胞以胞饮的形式摄取细胞外物质。细胞内溶酶体通过与胞饮泡融合,降解其中的蛋白质,为细胞合成代谢提供氨基酸。通过这种机会主义模式来获取氨基酸原料,$KRAS$ 突变($KRAS^{G12D}$)转化的 MEF 细胞能在只含有生理浓度人血白蛋白而缺乏必需氨基酸的培养液中增殖。

三、利用糖酵解和三羧酸循环中间代谢产物合成生物大分子和 NADPH

在静止状态下,肿瘤细胞通过糖酵解和氧化磷酸化代谢葡萄糖提供能量。在快速增殖的情况下,除了能量需求外,肿瘤细胞需要利用糖酵解和三羧酸循环的中间代谢产物合成各种生物分子,包括脂肪酸、胆固醇、核苷酸、非必需氨基酸以及 NADPH。例如,糖酵解中间产物葡萄糖-6-磷酸可以通过磷酸戊糖途径产生 NADPH 以及核苷酸原料核糖-5-磷酸。为满足这一需要,磷酸戊糖途径的关键酶 TKTL1 和 TALDO 在肿瘤细胞中均有上调;癌基因 Ras 可以上调该途径代谢酶,而野生型 $p53$ 则可以跟葡萄糖-6-磷酸脱氢酶 G6PD 结合并抑制其活性。

四、对氮源高度需求

肿瘤细胞快速增殖需要合成大量的嘌呤和嘧啶核苷酸、非必需氨基酸及多胺等含氮物质。如前所述,癌基因 Ras 和 $c-myc$ 均可以促进细胞对谷氨酰胺的摄取,谷氨酰胺可以为这些生物大分子的合成提供氮源,其中生成尿嘧啶、胸腺嘧啶、胞嘧啶和腺嘌呤各需要 2 个谷氨酰胺分子,而合成鸟嘌呤需要消耗 3 个谷氨酰胺分子。因此,谷氨酰胺浓度是细胞周期正常进行的限制因素,谷氨酰胺缺乏可以使细胞滞留在 S 期。

五、代谢物异常调控基因表达

异常激活的生长信号可以促进肿瘤的发生,并重编程肿瘤细胞的代谢方式以满足肿瘤细胞快速增殖的需要。代谢又可以反过来通过影响表观遗传调控基因表达,促进肿瘤的发生发展。表观遗传修饰主要包括 DNA(羟)甲基化修饰、组蛋白修饰(如甲基化、乙酰化、磷酸化、腺苷酸化、泛素化、ADP 核糖基化等)。值得关注的是,几乎所有表观遗传修饰酶都以代谢物作为底物或辅酶。例如,乙酰辅酶 A 是组蛋白和其他蛋白乙酰化修

饰的必需底物。当肿瘤细胞代谢的葡萄糖多于其所需能量供应的时候会在细胞质中积累乙酰辅酶 A,促进乙酰化修饰。组蛋白的乙酰化使基因组 DNA 更容易接近转录复合物,促进相应基因的转录,使肿瘤细胞适应各种环境变化。代谢物广泛调控表观遗传,实现细胞对外界环境刺激的感知和信号传递,正成为表观遗传学研究的国际前沿,相关研究方兴未艾,将在后续章节"代谢小分子调控表观遗传"中作进一步介绍。

六、肿瘤代谢与肿瘤微环境相互作用

为了维持细胞快速增殖所需的能量和生物大分子供应,肿瘤细胞相比于正常细胞需要摄取更多的营养物质。如前所述,肿瘤细胞可以摄取细胞外的葡萄糖和谷氨酰胺为细胞增殖提供能量和合成代谢原料,因此肿瘤细胞的增殖速度在很大程度上取决于微环境。最近的研究发现,肿瘤代谢可以调控微环境以支持肿瘤细胞的快速增殖。例如,肿瘤细胞消耗大量的葡萄糖和谷氨酰胺,会导致乳酸在微环境中积累。乳酸可以抑制树突细胞和 T 细胞的激活,在肿瘤相关基质细胞中促进血管内皮生长因子(vascular endothelial growth factor,VEGF)的分泌和肿瘤血管生成,还可以促进成纤维细胞生成透明质酸,促进肿瘤的侵袭。

围绕细胞代谢与表观遗传交互调控机制及生物学功能,本篇将从细胞代谢的上游调控机制(重点关注乙酰化调控肿瘤代谢),以及细胞代谢的下游效应(包括代谢小分子调控表观遗传、代谢与肿瘤免疫)展开讨论,并探讨代谢与表观遗传交互调控网络稳态失衡与肿瘤发生发展的内在关联(图 16-1)。

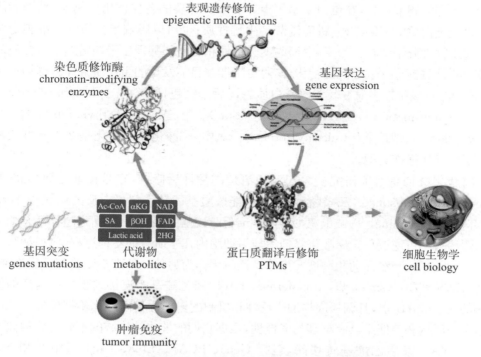

图 16-1　细胞代谢与表观遗传交互调控机制及生物学功能

第十七章　乙酰化调控肿瘤代谢

▌第一节　乙酰化蛋白质翻译后修饰

随着人类基因组计划（The Human Genome Project，HGP）的完成，人类初步掌握了自身的遗传信息。目前已知人类基因组中共有 20 000 多个编码蛋白质的基因，这个数目远远低于人们的预期。因为 HGP 所发现的基因数目的有限性，很难与完成细胞生长、分裂、分化和个体发育等生命过程的复杂性相匹配。而在这些生命活动中，蛋白质作为生物功能的具体执行者起着主导作用。为了进一步揭示蛋白质在生物活动中的作用与功能，人类蛋白质组计划（The Human Proteome Project，HPP）应运而生。研究发现，人类蛋白质组是对基因组的一种高度复杂的扩展，通过可变剪接、RNA 编辑和翻译后修饰等机制，单个基因可以产生不同的蛋白质形式。

蛋白质翻译后修饰（posttranslational modification，PTM）是在 mRNA 被翻译成蛋白质后，对蛋白质上一个或多个氨基酸残基进行可逆、共价修饰的过程。翻译后修饰作为一个动态的调节方式，在蛋白质水平上起着至关重要的调控作用。例如，翻译后修饰可以改变蛋白质的三维结构，进而调节其生化性质；也可以影响蛋白质的亚细胞定位及与其他生物大分子的相互作用，继而改变其活性和功能。翻译后修饰增加了蛋白质的多样性，使其调控更复杂、功能更特化、作用更精细。目前发现的蛋白质翻译后修饰种类约400 种。在真核生物中研究较多的蛋白质翻译后修饰包括磷酸化（phosphorylation）、泛素化（ubiquitination）、乙酰化（acetylation）、甲基化（methylation）、糖基化（glycosylation）、琥珀酰化（succinylation）等。其中，磷酸化和乙酰化是 2 种丰度最高的蛋白质翻译后修饰类型。

磷酸化修饰是目前研究最为广泛和清楚的翻译后修饰，它是指通过激酶将 ATP（adenosine triphosphate，三磷酸腺苷）的高能磷酸基团转移到蛋白质的丝氨酸（serine，S）、苏氨酸（threonine，T）或酪氨酸（tyrosine，Y）残基的羟基上，并可通过磷酸化酶将磷酸基团移去的可逆过程。磷酸化修饰参与了细胞内几乎所有的生理过程，包括细胞周期调控、代谢途径、神经活动和肿瘤发生等。乙酰化作为另外一种高丰度的翻译后修饰，通过乙酰基转移酶（lysine acetyltransferase，KAT）将乙酰基团连接到蛋白质内部的赖氨酸残基的 $\varepsilon\text{-}NH_2$ 上，其调控底物的广泛性和机制的多样性与磷酸化不相伯仲。乙酰基转移酶在结构和功能上具有丰富的多样性，根据它们的催化结构域的不同可分为如下几类：①GNAT 家族乙酰基转移酶，包括 Gcn5、PCAF、Elp3、Hat1、Hpa2 和 Nut1；

②MYST 家族乙酰基转移酶,有 Morf、Ybf2(Sas3)、Sas2 和 Tip60;③其他乙酰基转移酶,如 p300/CBP(CREB-binding protein)、Taf1 和一些核受体共激活子等显示乙酰基转移酶活性的蛋白质。最近的研究发现,节律蛋白 CLOCK 也含有一个对其功能极其重要的类似 MYST 家族的乙酰基转移酶结构域。乙酰化修饰是一个动态的、可逆的过程。去乙酰基酶(lysine deacetylase, KDAC)是一类水解酶,可以将赖氨酸残基上的乙酰基团去除。依据催化去乙酰化反应时辅酶的不同,可以将哺乳动物的去乙酰基酶分为两类:①HDAC 家族去乙酰基酶:与酵母 HdaI/Rpd3 类似的、锌依赖的去乙酰基酶;②SIRT 家族去乙酰基酶:与酵母 Sir2 同源的,以 NAD^+ 为辅酶的去乙酰基酶 Sirtuin(SIRT)。目前已发现超过 4 500 种蛋白质存在乙酰化修饰,广泛存在于细胞核、线粒体和胞质中,在调控基因转录和细胞代谢等过程中发挥着重要作用。

一、乙酰化调控组蛋白

1964 年,Vincent Allfrey 及其同事首次在组蛋白(histone)上发现了乙酰化修饰的存在。组蛋白是真核生物体内的一类富含精氨酸和赖氨酸的碱性蛋白质。根据氨基酸组成及分子量的不同,组蛋白可分为 5 种:H1、H2A、H2B、H3、H4。4 对核心组蛋白(H2A、H2B、H3、H4)组成带正电的八聚体,与 DNA 上带负电的磷酸基团结合、缠绕、包装形成核小体。组蛋白的尾部和球状核心都可以被乙酰化等其他多种翻译后修饰调节,这些翻译后修饰可以通过影响组蛋白-DNA 的结合,以影响染色质和转录因子等蛋白质的相互作用,进而调控基因表达等过程。与其他翻译后修饰机制相比,乙酰化修饰可以中和组蛋白上赖氨酸的正电荷,减弱组蛋白和带负电的 DNA 骨架之间的相互作用,进而暴露出组蛋白尾部,从而导致紧密包装的核小体结构变得松散。组蛋白的高度乙酰化修饰会促使更开放的染色质结构的形成,帮助激活基因转录。在发现组蛋白的乙酰化修饰后,后续的研究陆续揭示了约 200 种核内蛋白质受乙酰化修饰调控,其中包括许多转录因子(如 p53、RB、NF-κB、HIF-1α 等)。乙酰化修饰也通过对这些蛋白质的调控参与到了蛋白质亚细胞定位、细胞凋亡、DNA 的转录、复制和修复以及蛋白质稳定性等生物过程中。

二、乙酰化调控非核蛋白质

1987 年,科学家在哺乳动物细胞的核外细胞骨架中发现 α-微管蛋白(α-tubulin)也会被乙酰化修饰。这一项研究不仅给乙酰化蛋白质组增添了新成员,也扩展了乙酰化调控的空间尺度,使得乙酰化修饰不再是一种局限于细胞核内的翻译后修饰机制。但由于受到技术手段的限制,如同位素标记的[^{14}C]-乙酰辅酶 A 的放射性较弱,而且针对乙酰化的抗体灵敏性较低等原因,核外乙酰化修饰的相关研究在很长时间没有进展。

以质谱技术为基础发展起来的大规模蛋白组学,突破了传统的乙酰化蛋白质鉴定方法(如放射性检测和免疫亲和检测)的局限,使得高通量高灵敏度寻找被乙酰化修饰的蛋白质成为可能。2006 年,Kim 等通过乙酰化抗体富集乙酰化肽段,然后采用高效液相色谱-串联质谱技术(HPLC/MS/MS)首次在全蛋白质组水平研究蛋白质乙酰化,共鉴定到 200 多个乙酰化蛋白质和 400 多个乙酰化肽。乙酰化修饰是一种受到高度调控的动态过程,乙酰化水平的定量检测是研究这种广泛存在的修饰类型的瓶颈。Choudhary 等人利用细胞培养基中氨基酸的稳定性同位素标记(stable-isotope labeling by amino acid in cell culture,SILAC)技术和 LTQ Orbitrap 质谱技术实现了对乙酰化高效的动态实时监测,发现了大约 1 700 个乙酰化蛋白质和 3 500 个乙酰化肽。Choudhary 的研究也使得乙酰化蛋白质组的规模进一步扩大,充分显示了乙酰化在翻译后修饰中的重要地位。SILAC-质谱技术虽然很有效,但因为检测依赖于被检测样品中同位素标记蛋白质,因而无法在活体动物中实施。无须标记的定量(label free quantitation,LFQ)质谱检测技术则解决了这一难题。Schwer 等利用这一技术成功检测了在热量限制(calorie restriction,又称卡路里限制)的情况下肝组织中蛋白质乙酰化水平变化。SILAC 质谱技术和 LFQ 质谱技术使蛋白质乙酰化研究实现了革命性的飞跃。近年来,多个研究组以哺乳动物肝脏或血液细胞为材料,运用免疫沉淀、2D 电泳等方法纯化乙酰化修饰的肽段,并借助质谱手段系统性地发掘出了丰富的乙酰化修饰信息。

第二节　乙酰化调控细胞代谢通路

2010 年,我国科研团队的乙酰化蛋白质组学研究发现,核外蛋白质乙酰化修饰倾向性地分布于多个代谢途径的代谢酶上。研究表明,在糖酵解、糖异生、TCA 循环、脂肪酸的合成和氧化、酮体代谢、糖原代谢、尿素循环、氧化磷酸化和氨基酸代谢等途径中的代谢酶被鉴定出乙酰化位点的存在,彰显了乙酰化修饰在代谢调节中的重要性,引起了生物医学界的高度关注。与此同时,在细菌、酵母、小鼠、大鼠等多种生物中也证实了乙酰化修饰在代谢途径中广泛存在,表明乙酰化是一种进化上保守的翻译后修饰机制。

一、乙酰化调控糖酵解

丙酮酸激酶(pyruvate kinase,PK)是糖酵解的 3 个关键调节酶之一,催化糖酵解的最后一步反应,即磷酸烯醇式丙酮酸(phosphoenolpyruvate,PEP)和 ADP 生成丙酮酸和 ATP。丙酮酸激酶有 4 个剪接体:PKL、PKR、PKM1 和 PKM2。这些剪接体只在特定的组织中表达,其中 PKL 在肝脏中表达,PKR 在红细胞中表达,PKM1 在正常成人组织中表达,而 PKM2 在胚胎组织和肿瘤组织中表达。研究发现 PKM2 的 K305 位点受到乙酰基转移酶 PCAF 的调控,该位点的乙酰化可促进 PKM2 和分子伴侣 HSC70 结合,并被其招募到溶酶体中降解。这种降解方式被称为分子伴侣介导的自噬途径(chaperone-mediated autophagy,CMA)。并且该位点的乙酰化水平受细胞内葡萄糖浓度的调节:高葡萄糖浓度可促进 PKM2 的 K305 位点乙酰化,进而使其通过 CMA 途径被降解。PKM2 的降解可积累糖酵解途径的中间产物和促进 NADPH 的生成。中间产物可用于核苷酸和氨基酸的合成,NADPH 则可调控细胞的氧化还原水平,以满足肿瘤细胞快速生长的需要,促进肿瘤的生长。

　　磷酸甘油酸激酶 1(phosphoglycerate kinase 1，PGK1)是糖酵解过程中的另外一个关键酶，催化 1,3 -二磷酸甘油酸生成 3 -磷酸甘油酸，并同时生成 ATP。PGK1 的 K323 位点被乙酰化修饰，该位点的乙酰化可增加 PGK1 的活性，促进葡萄糖的吸收，提高代谢效率，促进肿瘤的生长。K323 位点的乙酰化受乙酰基转移酶 PCAF 和去乙酰基酶 SIRT7 的双重调控，并且 PGK1 的 K323 位点的乙酰化修饰水平与肿瘤的恶性程度呈正相关，提示该位点的乙酰化在肝癌的发生发展中具有重要作用。

　　在非增殖细胞中糖酵解产物丙酮酸大部分进入线粒体，被丙酮酸脱氢酶催化生成乙酰辅酶 A，进入 TCA 循环和氧化磷酸化提供能量，而在肿瘤细胞中大部分丙酮酸则被乳酸脱氢酶 A(lactate dehydrogenase A，LDHA)催化生成乳酸。LDHA 的 K5 位点可以被乙酰化修饰，该位点的乙酰化促进 LDHA 和分子伴侣 HSC70 结合，并通过 CMA 途径降解，从而抑制肿瘤细胞的生长和迁移。去乙酰基酶 SIRT2 可以催化 LDHA K5 的去乙酰化，与癌旁正常组织相比，胰腺癌样品中 SIRT2 蛋白质含量上调，LDHA K5 乙酰化水平下调，LDHA 蛋白质含量上调，促进乳酸的生成，改变肿瘤微环境，促进肿瘤细胞的生长和迁移。

二、乙酰化调控糖异生

　　氨基酸等非葡萄糖营养物质转化为葡萄糖的过程被称为糖异生，人体内葡萄糖缺乏会影响包括大脑在内的以葡萄糖为能量来源的器官的正常功能，此时机体就会通过糖异生合成葡萄糖。PEPCK1 是糖异生的关键酶，可以催化草酰乙酸生成磷酸烯醇式丙酮酸。在人体需要葡萄糖时，PEPCK1 促进糖异生合成葡萄糖。如果 PEPCK1 活性太高，会导致血液中葡萄糖浓度过高。因此，为了使机体的葡萄糖浓度维持在正常水平，PEPCK1 的功能需要受到严格调控。研究表明，PEPCK1 受到乙酰化修饰的调控，当人体葡萄糖浓度偏高时，乙酰基转移酶 P300 乙酰化 PEPCK1，促进 PEPCK1 和泛素连接酶 UBR5 结合，致使其被多泛素化修饰，然后通过蛋白酶体降解。PEPCK1 蛋白质浓度随之降低，从而达到抑制糖异生，降低葡萄糖浓度的目的。

三、乙酰化调控 TCA 循环

　　TCA 循环是糖、氨基酸和脂肪酸最后共同的代谢途径。丙酮酸氧化脱羧，氨基酸氧化分解以及脂肪酸 β -氧化都可以生成乙酰辅酶 A，再通过 TCA 循环产生大量的 NADH 和一些 ATP；而 NADH 进入呼吸链，通过氧化磷酸化产生更多的 ATP。异柠檬酸脱氢酶 2(isocitrate dehydrogenase，IDH2)在 TCA 循环中催化异柠檬酸生成 α -酮戊二酸，将 NAD^+ 或 $NADP^+$ 还原成 NADH 或 NADPH。NADPH 是体内最主要的抗氧化剂——还原型 GSH 再生所必需的。因此，IDH2 具有抗氧化的功能。研究发现 IDH2 的 K413 位点可被乙酰化修饰，该位点被乙酰化后可抑制 IDH2 活性，抑制 NADPH 的产生和 GSH 的再生，使细胞抗氧化能力减弱，细胞存活率降低。去乙酰基酶 SIRT3 可以催化 K413 位点的去乙酰化，高葡萄糖浓度可以下调 SIRT3 蛋白量，上调 IDH2 K413 位点的乙酰化水平。与此相一致的是，卡路里限制可以上调 SIRT3 蛋白质含量，同时下调 IDH2 K413 位点的乙酰化水平,表明进食习惯可通过去乙酰基酶 SIRT3 调控 IDH2 K413 位点的乙酰化,影响其活性,进而影响机体的抗氧化能力。

四、乙酰化调控脂肪酸合成

柠檬酸裂解酶 ACLY 在 ATP 和 CoA 存在下能催化细胞质中的柠檬酸生成乙酰辅酶 A 和草酰乙酸,是细胞质乙酰辅酶 A 的主要来源,用于脂肪酸的从头合成。在正常组织的非分裂细胞中,脂肪的从头合成率非常低,主要通过从外界摄取获得脂肪。脂肪酸是生物膜合成的主要原料,因此在肿瘤细胞等快速增殖细胞中需要大量合成脂肪酸。研究表明肿瘤细胞中的脂肪酸更偏向于自行合成,而非从外界摄取。在这些快速增殖细胞中,TCA 循环或其他来源的柠檬酸从线粒体转运到细胞质中,然后被 ACLY 裂解为乙酰辅酶 A。ACLY 的 K540、K546 和 K554 位点均可以被乙酰转移酶 PCAF 乙酰化修饰,ACLY 的这 3 个位点被乙酰化后不能被泛素连接酶 UBR4 多泛素化降解,且高葡萄糖浓度促进 ACLY 与 PCAF 的结合和 ACLY 的乙酰化。综上,乙酰化可以通过抑制多泛素化提高 ACLY 蛋白质稳定性,促进细胞质乙酰辅酶 A 的积累,为脂肪酸的从头合成提供原料,满足肿瘤细胞快速生长的需要。值得注意的是,在肺癌组织样品中,ACLY 的乙酰化水平和蛋白质水平均有显著上调,进一步提示 ACLY 乙酰化水平和蛋白质稳定性的相关性,以及 ACLY 乙酰化在肺癌发生发展中的重要作用。

五、乙酰化调控糖原代谢

糖原磷酸化酶(glycogen phosphorylase,GP)是糖原分解代谢的限速酶,对于维持细胞和机体的葡萄糖稳态具有重要作用。当机体的葡萄糖供应缺乏时,GP 催化糖原裂解生成葡萄糖-1-磷酸,为葡萄糖依赖组织提供能量。GP 的 K470 和 K796 位点可以被乙酰化调控,这两个位点的乙酰化会促进 GP 与磷酸酶 PP1 的结合,下调 GP S15 位点的磷酸化水平,抑制 GP 酶活和糖原代谢。多个信号可以参与调控 GP 乙酰化和磷酸化水平:高葡萄糖浓度和胰岛素均可以促进 GP 乙酰化,降低其磷酸化水平,胰高血糖素则抑制其乙酰化,上调其磷酸化水平,进一步确定了 GP 乙酰化对磷酸化的负调控。

六、乙酰化调控尿素循环

鸟氨酸氨甲酰基转移酶(ornithine trans carbamylase,OTC)是尿素循环的关键酶,催化鸟氨酸和氨甲酰磷酸生成瓜氨酸。鸟氨酸和氨甲酰磷酸都是氨基酸代谢产物。因此,OTC 活性对于氨基酸代谢也至关重要。OTC 的 K88 位点受乙酰化调控,该位点的乙酰化降低 OTC 和其底物氨甲酰磷酸的亲和力,从而抑制其酶活。高葡萄糖浓度和氨基酸浓度均可上调 OTC K88 位点的乙酰化水平,卡路里限制可以增加去乙酰基酶 SIRT3 蛋白质含量,促进 OTC K88 位点的去乙酰化,上调其活性,促进尿素循环。值得注意的是 OTC 的 K88 位点在 OTC 活性缺失的患者中发生了突变,提示该位点对其活性的重要性。

七、乙酰化调控氨基酸代谢

谷草转氨酶 2（GOT2/AST2）是氨基酸代谢关键酶，催化谷氨酸和草酰乙酸生成天冬氨酸和 α-酮戊二酸。GOT2 的 K159、K185 和 K404 位点能够被乙酰化修饰，这 3 个位点被乙酰化后可促进 GOT2 和苹果酸脱氢酶 MDH2 的结合，SIRT3 催化 GOT2 的去乙酰化，抑制 GOT2 和 MDH2 的结合。高浓度葡萄糖和谷氨酰胺均可上调 GOT2 的乙酰化水平，促进 GOT2 和 MDH2 结合，调控线粒体 NADH/NAD$^+$ 比率，ATP 生成和 NADPH 稳态，促进肿瘤细胞生长。值得注意的是与癌旁正常组织相比，胰腺癌样品中 GOT2 的 K159 乙酰化水平显著升高，提示 GOT2 乙酰化对肿瘤细胞能量代谢的重要作用。

蛋白质翻译后修饰调控蛋白稳定性、亚细胞定位及活性功能，极大地扩展蛋白功能的多样性，进而实现生物学功能的多样性。乙酰化是一种进化上保守的与细胞代谢关系最为密切的蛋白翻译后修饰。乙酰化修饰通过不同机制调控代谢酶活性及其生物学功能。随着乙酰化修饰对单个代谢酶调控机制被逐步阐明，系统研究乙酰化修饰对整体代谢网络稳态的作用机制及其病理生理学意义，将开辟蛋白质翻译后修饰调控代谢研究的新领域。

第十八章　代谢小分子调控表观遗传

自 2008 年以来，大规模肿瘤基因组学研究发现多个肿瘤中存在代谢基因的高频率和早期突变，表明代谢失调是恶性肿瘤发生发展的直接原因之一。迄今已报道至少有 8 个代谢基因在肿瘤中发生突变，包括异柠檬酸脱氢酶 1 和 2（isocitrate dehydrogenase，IDH，由 *IDH*1 和 *IDH*2 编码）、延胡索酸水合酶（fumarate hydratase，FH）、琥珀酸脱氢酶（succinate dehydrogenase，SDH，由 *SDHB*，*SDHC*，*SDHD* 和 *SDHAF*2/*SDH*5 编码）等。上述代谢基因突变可分为功能缺失型突变（loss-of-function mutation）和功能获得型突变（gain-of-function mutation），影响基因编码的代谢酶活性。

代谢基因突变导致某些内源性代谢物在体内高度聚集，成为致癌代谢物（oncometabolite）。致癌代谢物，如同致癌基因，一般指的是某种内源性代谢物，其在体内高度蓄积，启动或促进细胞恶性转化。目前被阐释得较为清楚的 3 种致癌代谢物是 2-羟戊二酸（2-hydroxyglutarate，2-HG）、延胡索酸和琥珀酸。它们在细胞和机体内均由相关代谢酶突变而产生，在生化和细胞水平上调控表观遗传、影响基因组稳定性和细胞恶性转化表型等的机制已基本明确，本章节将对此展开介绍。

▌第一节　2-羟戊二酸代谢途径

依据分子构型不同，2-HG 可分为 *D*-2-HG 和 *L*-2-HG。这 2 种 2-HG 异构体具有相同的熔点、沸点等物理特性，但对生物体而言，两者却是不同的小分子化合物，拥有截然不同的代谢途径。

在哺乳动物细胞内，存在多个参与 *D*-2-HG 合成途径的代谢酶（图 18-1）。例如，羟基酸-含氧酸转氢酶（HOT）分布于线粒体中，可催化 α-KG 的还原反应，生成 *D*-2-HG。磷酸甘油酸脱氢酶（phophoglyee dehydogene，PHGDH）分布于胞质中，也可以还原 α-KG 生成 *D*-2-HG。利用 RNAi 干扰技术，在不同细胞系中敲低 *PHGDH* 基因，可将内源 *D*-2-HG 含量降低约 50%，表明 PHGDH 催化途径可能是在生理状态下哺乳动物细胞产生 *D*-2-HG 的主要来源。

近年来，大规模的肿瘤基因组研究发现，IDH1/2 在多种类型肿瘤中发生高频率突变，包括 >75% 的 2～3 期胶质瘤及次级胶质母细胞瘤，约 20% 的急性髓系白血病（acute myelogenous leukemia，AML），>75% 的软骨瘤，10%～23% 的胆管癌，以及其他少数几类发生低频突变的肿瘤。临床研究表明，*IDH*1/2 突变具有独特的临床特征。首先，*IDH*1/2 的突变主要发生在少数几种肿瘤中。例如，*IDH*1/2 突变经常出现在 2～3 级

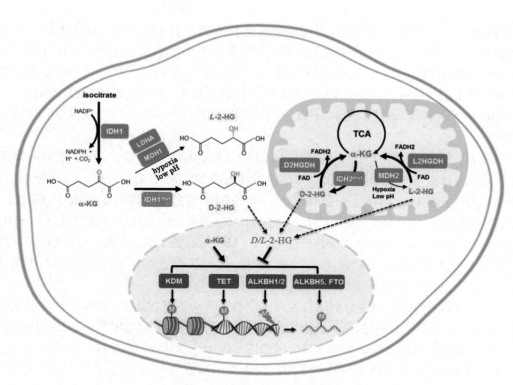

图 18‑1　2‑HG 的代谢途径

胶质瘤和继发性胶质母细胞瘤,而不是原发性脑胶质瘤中,且 *IDH*1/2 突变只出现在细胞遗传学正常的 AML 中,这个特征表明 *IDH*1/2 突变出现在特定时期,可能通过改变细胞命运促进肿瘤发生。第二,*IDH*1/2 的突变出现在肿瘤发生的早期。在脑胶质瘤中,*IDH*1/2 突变也是目前已知最早的突变,这个特征也与 *IDH*1/2 突变影响细胞命运与分化的观点相一致。第三,在脑胶质瘤、AML 和肝内胆管癌的患者中,含有 *IDH*1/2 突变或同时含有其他基因突变的患者表现出良好的预后效果。

　　IDH 突变的发现是肿瘤代谢研究历程中最具代表性的突破性进展。在多种肿瘤中发生突变的 *IDH*1/2 也具有共同的生化特征。①*IDH*1/2 突变主要是成体细胞的突变,几乎没有发现配子突变。②所有的 *IDH*1/2 突变都是杂合突变。这个特征与功能获得型突变以及显性抑制的特点相一致。③所有的 *IDH* 突变只发生在少数几个位点。例如,*IDH*1 的 Arg132 位点(突变为 His,Cys,Leu,Ile,Ser,Gly 和 Val),以及对应的 *IDH*2 的 Arg172(Lys,Met,Gly 和 Trp)和 Arg140(Gln 和 Trp)位点。这 3 个位点都是 IDH1/2 的活性位点,表明这些突变可以直接影响 IDH1 和 IDH2 的活力。④在成年的脑胶质瘤中,也发现了极少数的 *IDH*1 的 R100A 突变;在直肠癌细胞系和儿童脑胶质瘤细胞系也发现了 *IDH*1 的 G97D 突变。⑤*IDH*1 和 *IDH*2 在所有肿瘤中是互斥突变的,这表明 2 个基因的突变背后有着共同的生化和生理机制。IDH 主要催化异柠檬酸的氧化脱羧反应,生成 α‑KG。而在 2010 年,美国科学家发现细胞内 *IDH*1 及其同源基因 *IDH*2 突变除了降低 α‑KG 生成,还会导致 IDH 获得一种全新活力,即催化 α‑

KG 还原生成 2-HG。在细胞中外源过量表达肿瘤相关 $IDH1/2$ 突变体 $IDH1^{R132H}$ 或 $IDH2^{R172K}$ 会导致胞内 2-HG 的大量累积。在含有 IDH 突变的胶质母细胞瘤样品中，2-HG 蓄积可高达 $5\sim35\ \mu mol/g$（相当于 $5\sim35\ mmol/L$）。目前，D-2-HG 脑部成像技术仍处于试验阶段，科学家们正在开发磁共振波谱技术，用于脑胶质瘤患者颅内 D-2-HG 的无创检测，该技术对于 $IDH1/2$ 突变肿瘤细胞的早期诊断，有着极为广阔的应用前景。

与 D-2-HG 相比，人们对 L-2-HG 合成代谢的认知较少。L-苹果酸脱氢酶（L-malDH）位于线粒体，主要催化 L-苹果酸与草酰乙酸的相互转化。有研究表明，L-malDH 还具有一类非特异性催化能力，可在 NADH 作为氢供体的情况下，催化 α-KG 还原生成 L-2-HG。考虑到 L-malDH 本身的高活性及表达广谱性，L-malDH 可能是在生理状态下哺乳动物细胞产生 L-2-HG 的主要来源。此外，在无氧状态下细胞主要由糖酵解而非三羧酸循环途径提供能量，糖酵解产物丙酮酸通过 LDHA 生成乳酸，而这一反应会增加 L-2-HG 生成。

除了合成代谢，2-HG 分解途径也对于维持哺乳动物细胞中 2-HG 正常水平至关重要。参与 2-HG 分解途径的 2 个代谢酶为 D-2-羟基戊二酸脱氢酶（D2HGDH）和 L-2-羟基戊二酸脱氢酶（L2HGDH），两者均分布于线粒体，分别以 D-2-HG 和 L-2-HG 为底物，将电子与氢转移给 FAD，而非 NAD^+ 或 $NADP^+$，生成 α-KG（图 18-1）。$D2HGDH$ 和 $L2HGDH$ 基因突变会分别导致人体液中 D-2-HG 和 L-2-HG 浓度异常升高，并表现出以中枢神经系统功能紊乱为主要病症的 D-2-羟基戊二酸尿症（D-2-HGA）和 L-2-羟基戊二酸尿症（L-2-HGA）。

除了 D-2-HGA 及 L-2-HGA 外，还有一些导致 2-HG 异常蓄积的疾病，即混合型 D,L-2-羟基戊二酸尿症（D,L-2-HGA）。D,L-2-HGA 患者体内会同时积累 D-2-HG 和 L-2-HG，其在尿液和血清中浓度较高，而在脑脊液中的累积水平有限。在 D,L-2-HGA 患者体内 D-2-HG 积累浓度要远高于 L-2-HG。最新研究显示，线粒体转运体蛋白 SLC25A1 突变可能是导致 D,L-2-HGA 的主要原因。SLC25A1 属于 SLC25A 线粒体穿梭蛋白家族，具有转运苹果酸、异柠檬酸、柠檬酸、磷酸烯醇式丙酮酸等的功能。$SLC25A1$ 基因突变可能扰乱上述代谢小分子在胞质与线粒体之间的穿梭转运，致使线粒体内代谢酶 HOT 和 L-malDH 的底物，即 α-KG 水平上升，从而导致 D-2-HG 和 L-2-HG 浓度升高。

第二节　2-羟戊二酸与表观遗传调控

IDH 催化异柠檬酸的氧化脱羧反应，生成 α-KG。突变型 $IDH1/2$ 通过与其野生型形成异源二聚体，显著抑制 IDH 正常的催化酶活，降低细胞内的 α-KG 浓度。在哺乳动物中，存在 60 多种以 α-KG 作为底物的双加氧酶，催化着多种底物的羟基化反应，包括催化胶原羟基化的 CPH 家族，催化 HIF 羟基化的 PHD 家族，催化 RNA 上 N6-甲基腺嘌呤(^{6}mA)去甲基酶(FTO),以及分别催化组蛋白和 DNA 去甲基化的组蛋白去甲基酶(histone demethylase,KDM)和 TET5-甲基胞嘧啶羟化酶家族等。α-KG 1、2 号碳原子上的 2 个氧原子与二价铁离子结合,5 号碳原子上的 2 个氧原子与双加氧酶的残基结合,从而结合到双加氧酶的活性中心。在氧气的参与下,活化的 2 个氧原子分别进攻底物和 α-KG,最终生成羟基化的底物、琥珀酸和 CO_2 分子(图 18-2)。通过这些羟基化反应,α-KG 依赖型双加氧酶参与生物体脂肪酸合成、HIF 信号通路调控、DNA 修复以及组蛋白和 DNA 的表观遗传调控。

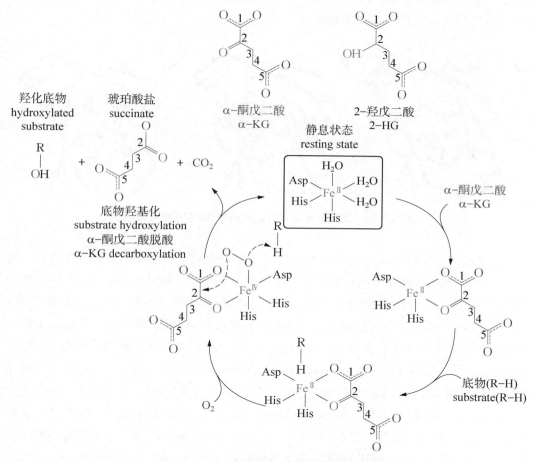

图 18-2　α-KG 依赖型双加氧酶催化反应
(Rose,et al. Chem Soc Rev. 2011.)

　　结构生物学研究发现,2-HG 的对映异构体(即 D-2-HG 和 L-2-HG)在结构上与 α-KG 相似,都能结合到 α-KG 依赖型双加氧酶的催化中心,如 $C.$ $elegance$ 线虫组蛋白去甲基化酶 KDM7A(CeKDM7A)的活性中心(图 18-3),但因其 2 位氧原子被羟基替代,丧失了与催化所必需的亚铁离子相结合的能力,从而竞争性抑制 KDM7A 等α-KG 依赖型双加氧酶活性。值得一提的是,2-HG 对以 α-KG 为底物的不同双加氧酶的抑制效果并不相同,对 2-HG 具有更高亲和力的双加氧酶将对 2-HG 积累更为敏感。组蛋白去甲基酶 KDM 家族包括 30 个成员,其中 18 个成员已经被证实具有去甲基化的活力。2011 年,Chowdhury 等人通过体外酶活实验,比较了 2-HG 对不同双加氧酶的 IC_{50},发现组蛋白去甲基酶 4A(KDM4A)对 2-HG 的累积最为敏感($IC_{50}=24$ μmol)。KDM4A 是第 1 个被鉴定出来的 JMJC 家族组蛋白去甲基酶,可以催化组蛋白 H3K36me1 和 H3K36me2 的去甲基化。其次对 2-HG 敏感的 α-KG 依赖型双加氧酶依次是 KDM4C($IC_{50}=79$ μmol)以及 KDM2A($IC_{50}=106$ μmol),其催化 H3K9 和 H3K36 位点去甲基化的。后续大量研究表明,组蛋白去甲基酶 KDM 家族是 D-2-HG 及 IDH1/2 突变体的主要靶标之一。

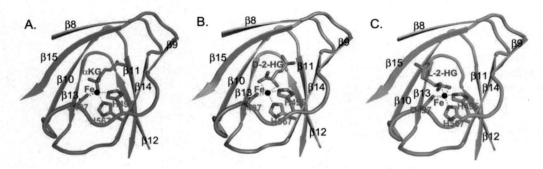

图 18-3　HG 占据与 α-KG 相同的 CeKDM7A 结合位点

除了组蛋白甲基化,基因组 DNA 的胞嘧啶 5 位上的甲基化是另一个主要的表观遗传标记,在生物体发育和基因组调控等方面发挥重要作用。基因组甲基化水平因细胞和组织类型以及发育时期的不同而不同。生物体内催化 DNA 甲基化的酶(DNA methyltransferase)有 3 个:DNMT1、DNMT3A 和 DNMT3B。2009 年,Tahiliani 等人发现一类新的蛋白质家族,TET(ten-eleven translocation)蛋白,可以催化 5-methylcytosine(5mC)生成 5-hydroxymethylcytosine(5hmC)。2010 年,2 个小组同时在 *Science* 发表文章报道,TET 蛋白不仅可以氧化 5mC 生成 5hmC,还可以进一步氧化生成 5-formylcytosine(5fC)和 5-carboxylcytosine(5caC)。在哺乳动物中,TET 蛋白家族包括 3 个成员:TET1、TET2 和 TET3。2010 年初,Kosmider 等人的测序结果发现,IDH1 与 TET2 基因在 AML 中发生突变是相互独立的。几乎同时,Noushmehr 等人的研究也发现在 IDH1 突变的脑胶质瘤样本中存在 CpG 岛高甲基化表型(CIMP)。需要指出的是,IDH 突变产生的为 D-2-HG,并非 L-2-HG。L-2-HG 似乎比 D-2-HG 对大多数 α-KG 依赖型双加氧酶的抑制能力更强。2015 年,Laukka 等人通过体外酶活实验,证明了 L-2-HG 比 D-2-HG 对 TET1 或 TET2 酶活的抑制能力更强。这些结果表明,TET 家族 5-甲基胞嘧啶羟化酶是 D-2-HG 和 IDH1/2 突变体的另一个主要靶标。

除了 IDH1 和 IDH2 外,FH 基因在肾细胞癌和子宫肌瘤中存在突变,琥珀酸脱氢酶(SDHB、SDHC、SDHD 和 SDHAF2/SDH5)基因在家族型副神经节瘤和嗜铬细胞瘤以及少量胃肠基质肿瘤中存在突变。FH 和 SDH 分别催化延胡索酸水合生成苹果酸以及催化琥珀酸脱氢生成延胡索酸，参与三羧酸循环。FH 和 SDH 突变会导致其对应代谢底物延胡索酸和琥珀酸异常升高。延胡索酸和琥珀酸与 α-KG 结构也非常类似，同样可以作为 α-KG 拮抗剂，竞争性抑制 α-KG 依赖型双加氧酶活力，包括 JMJC 组蛋白去甲基酶家族和 TET 5-甲基胞嘧啶羟化酶家族等。体外酶活实验证实，延胡索酸和琥珀酸可抑制以 α-KG 为底物的组蛋白去甲基酶 KDM4A，IC_{50} 值分别为 1.5 mmol 和 0.8 mmol。与 2-HG 相比，延胡索酸和琥珀酸对 DNA 去甲基酶 TET1 和 TET2 的抑制效果较强（IC_{50}＝390～570 μmol）。临床研究亦证实，在 SDH 或 FH 突变的肿瘤样本中，组蛋白和 DNA 甲基化水平显著升高。

综上所述，代谢酶 IDH、FH 和 SDH 突变存在一个共性，即导致 2-HG、延胡索酸、琥珀酸等 α-KG 类似物积累成为致癌代谢物。这些肿瘤相关代谢物产生多重效应，包括改变基因组表观遗传修饰、增加基因组不稳定性(见本章第三节)、细胞代谢重编程(见本章第四节)等，协同激活癌症相关的信号通路，干扰或阻止前体细胞增殖分化，最终促进肿瘤发生发展。

第三节　2-羟戊二酸与 DNA 损伤修复

众所周知，DNA 是机体生命活动最重要的遗传物质，保持其分子结构完整性和稳定性对于维持细胞的存活等正常生理活动具有重要意义。然而生物体内外的诸多因素会导致 DNA 结构的破坏，如体内代谢过程中产生的自由基等活性化合物；DNA 在复制和重组过程中自发的错误；DNA 链上的碱基异构互变、修饰、脱落与脱氨基等体内 DNA 自发性的结构变化；外界射线的照射等物理因素；烷化剂、碱基类似物、修饰剂等化学因素等。这些因素可能会导致 DNA 的点突变、DNA 核苷酸的缺失、插入或转位、DNA 链的断裂等，从而可能对生物细胞的正常功能和遗传特性产生影响。生物在进化过程中所获得的 DNA 修复功能，需要一个多因子、多环节的复杂修复系统的参与，对生物的生存和遗传的稳定性至关重要。若未能及时对 DNA 的有关损伤进行修复，则可能导致遗传信息功能的改变，因而 DNA 的损伤修复与肿瘤的发生息息相关。

p53 基因是迄今发现与人类肿瘤相关性最高的基因，其所编码的蛋白能与 DNA 特异结合，且活性受到磷酸化、乙酰化、甲基化、泛素化等翻译后修饰调控。p53 基因以多条信号通路，多种调控方式参与 DNA 修复。正常 P53 蛋白的生物功能好似"基因组卫士"，在 G1 期检查 DNA 损伤点，监视基因组的完整性。如有损伤，P53 蛋白阻止 DNA 复制，从而使受损 DNA 有足够的时间进行多因子参与的修复过程；也可以直接参与 DNA 的修复过程，其 DNA 结合结构域本身具有核酸内切酶的活性，可切除错配核苷酸；还可以通过与其他蛋白质相互作用，参与 DNA 修复。若修复失败，p53 能触发细胞凋亡机制清除受损的细胞。可见，p53 通路是细胞和机体应对 DNA 损伤的一道天然防护屏障。

　　早在 1983 年，Kataoka 等人就发现大肠埃希菌某种变异株对 DNA 损伤剂甲磺酸甲酯非常敏感，并将该突变基因编码的蛋白质命名为 AlkB。此蛋白质在进化上高度保守，从低等的细菌到高等的哺乳动物中都普遍存在。2006—2008 年，英国科学家们发现了 AlkB 在 DNA 损伤修复中起重要作用。AlkB 蛋白质家族利用单核非血红素铁（Fe^{2+}）以及 α-KG 作为辅助因子和协同底物，以一种称为"氧化去甲基化"的作用，去除 DNA、RNA 和组蛋白上的甲基加合物，例如 1-甲基腺嘌呤（1mA）及 3-甲基胞嘧啶（3mC），从而在 DNA 修复中扮演重要角色。对于正常细胞而言，DNA 损伤修复机制可以防止 DNA 突变，维护基因组的完整性。但对于肿瘤细胞而言，DNA 损伤修复机制反而有助于肿瘤细胞免于化疗药物或放疗的攻击，从而使肿瘤细胞对化疗药物产生耐药性，导致化疗失败。科学家们推测，正是这种 AlkB 分子阻止了传统癌症治疗方法的成功实施，干扰 AlkB 蛋白质的功能或将有利于恢复肿瘤细胞对化疗和放疗的敏感性，对其深入研究将有助于攻克化疗耐药性这一棘手的肿瘤治疗难题。

　　来自欧洲和美国的临床研究数据表明，*IDH*1 突变的次级胶质母细胞瘤患者对联合使用烷基化试剂甲基苄肼（procabazine）、环己亚硝脲（lomustine，别名 CCNU）和微管药物长春新碱（vincristine）的化疗方法（PCV 化疗）特别敏感。体外酶活和生化细胞实验表明，2-HG 抑制 ALKBH 家族 DNA 修复酶 ABH2 和 ABH3。在过量表达 *IDH* 突变体的细胞系中，DNA 烷基化损伤的修复速度降低，DNA 损伤积累，导致细胞更容易被烷基化试剂杀死。细胞对烷基化试剂的高敏感性依赖于 *IDH* 突变体产生的 *D*-2-HG，且能借由过表达 ALKBH2 或 ALKBH3 而得到缓解。另有研究发现，在 *IDH* 突变的小鼠造血干细胞和人类 AML 肿瘤样本中，作为 DNA 损伤信号感受器的蛋白激酶（ataxia-telangiecta siamutated，ATM）的表达水平显著下调，导致同源重组修复途径（homologous recombination，HR）存在缺陷，这可能与 2-HG 抑制组蛋白去甲基酶 KDM4A 和 KDM4B 相关。在 *IDH*1/2 突变胶质瘤细胞中，依赖于聚腺苷酸二磷酸核糖转移酶（poly ADP-ribose polymerase，PARP）的 DNA 修复途径存在缺陷，这可能与 *IDH* 突变肿瘤细胞内 NAD^+ 浓度降低，继而抑制 PARP 活性相关。上述发现解析了 "*IDH*1/2 突变肿瘤患者对 DNA 损伤剂具较高敏感性"的临床现象，表明除了导致表观遗传的非稳定性，DNA 损伤修复能力削弱而引发遗传的不稳定性也可能是 *IDH* 突变促进肿瘤发生的原因之一。"*IDH* 突变肿瘤细胞中 DNA 修复存在缺陷"这一特征将对 *IDH* 突变的脑胶质瘤患者的临床给药提供指导，并对实现个体化治疗具有重要的启发意义。

第四节　2-羟戊二酸与细胞代谢重编程

　　除了影响表观遗传和 DNA 损伤修复，2-HG 还被报道能够诱导细胞代谢的重编程。转基因小鼠的研究结果表明，全身敲入（knock-in）IDH1-R132H 会导致胚胎致死，

而大脑特异性敲入 $IDH1-R132H$(Nestin-Cre 或 GFAP-Cre 诱导)在 E14.5 天时即出现脑出血,大脑发育严重停滞,且小鼠在出生后不久即死亡。而小鼠体内 $NADP^+$/NADPH 比值上升和 GSH/GSSG 比值下降,表明 IDH1 突变和 $D-2-HG$ 可能影响细胞氧化-还原状态。采用 $D-2-HG$ 处理大鼠脑片可以下调肌酐激酶、线粒体复合物Ⅳ和Ⅴ的活力,降低线粒体能量代谢水平,并增加体外培养细胞中的氧化压力。在原代培养的神经元中外源添加 $D-2-HG$ 可以增加突触囊泡对谷氨酸的摄取,而不改变包括 NMDA 受体活性在内的其他突触活力。此外,高浓度 $L-2-HG$ 处理大鼠脑片也可以抑制肌酐激酶活力,增加细胞氧化压力和增加突触对谷氨酸的摄取。近期研究报道,IDH1 突变肿瘤细胞线粒体内琥珀酰辅酶 A 水平显著上升,导致线粒体呼吸受损和抗细胞凋亡。可见,2-HG 异常累积的下游"靶标"众多,包括表观遗传、DNA 损伤修复、细胞代谢重编程等。在多重效应共同作用下,致癌代谢物 2-HG 启动或促进肿瘤发生发展(表 18-1)。

表 18-1 致癌代谢物 2-HG 的下游靶标

2-HG 对映异构体	生产酶	分子靶点	受影响细胞通路	相关疾病
$D-2-HG$	突变异柠檬酸脱氢酶1,2(mutant IDH1,2)	脯氨酰羟化酶/产卵缺陷蛋白9样蛋白(PHD/EGLN)	HIF-1α	神经胶质瘤(glioma)
$D-2-HG$	突变异柠檬酸脱氢酶1,2(mutant IDH1,2)	10~11 转位蛋白(TET)	DNA 去甲基化(DNA demethylation)	神经胶质瘤(glioma),急性髓性白血病(AML)
$D-2-HG$	突变异柠檬酸脱氢酶1,2(mutant IDH1,2)	组蛋白去甲基酶(KDM)	组蛋白去甲基化(histone demethylation)	神经胶质瘤(glioma),急性髓性白血病(AML)
$D-2-HG$	突变异柠檬酸脱氢酶1(mutant IDH1)	双加氧酶 Alkb 类似物1,2(ALKBH1,2)	DNA 修复(NA repair)	神经胶质瘤(glioma)
$D-2-HG$	突变异柠檬酸脱氢酶2(mutant IDH2)	脂肪组织与肥胖相关蛋白质(FTO)	RNA 去甲基化(RNA demethylation)	急性髓性白血病(AML)
$D-2-HG$	突变异柠檬酸脱氢酶2(mutant IDH2)	N.D.	?	Ⅱ型 D-2HG 酸尿(D-2HG aciduria Type Ⅱ)
$D-2-HG$	突变异柠檬酸脱氢酶1,2(mutant IDH1,2)	N.D.	信号传导及转录激活蛋白1通路(STAT1 pathway);T 细胞的功能与浸润(T cell function & infiltration)	肿瘤生长(tumor growth)

续　表

2－HG 对映异构体	生产酶	分子靶点	受影响细胞通路	相关疾病
D－2－HG	突变异柠檬酸脱氢酶2(mutant IDH2)	N.D.	N.D.	心肌病(cardiomyopathy)
D－2－HG	突变异柠檬酸脱氢酶1,2(mutant IDH1, 2)	组蛋白去甲基酶4A(KDM4A),含有 mTOR 相互作用蛋白的DEP结构域(DEPTOR)	哺乳动物雷帕霉素靶蛋白通路(mTOR pathway)	N.D.
D－2－HG	D－2-羟基戊二酸脱氢酶突变(D2HGDH mutation)	N.D.	N.D.	Ⅰ型 D－2HG 酸尿(D－2HG aciduria Type Ⅰ)
D－2－HG	体外刺激(in vitro addition)		肽基脯氨酰异构酶,核因子 κB 通路和间质细胞(PIN1, NF－κB pathway and stromal cells)	急性髓性白血病(AML)
D－2－HG	体外刺激(in vitro addition)	细胞色素 c 氧化酶(Cytochrome c oxidase)	细胞呼吸(Cell respiration)	
L－2－HG	乳酸脱氢酶 A(LDHA)	组蛋白去甲基酶(KDM)	缺氧(Hypoxia)	L－2HG 酸尿(L－2HG aciduria)
L－2－HG	苹果酸脱氢酶(MDH)	组蛋白去甲基酶(KDM)	缺氧(Hypoxia)	L－2HG 酸尿(L－2HG aciduria)
L－2－HG	L－2-羟基戊二酸脱氢酶突变(L2HGDH mutation)	蛋白同化雄性类固醇(AASS)		L－2HG 酸尿(L－2HG aciduria)
L－2－HG	乳酸脱氢酶 A(LDHA)	组蛋白去甲基酶(KDM)	T 细胞的功能与浸润(T cell function & infiltration)	肿瘤抑制(tumor suppression)
L－2－HG	L－2-羟基戊二酸脱氢酶低表达(L2HGDH low expression)	N.D.	N.D.	肾肿瘤(kidney cancer)

第五节　2-羟戊二酸代谢与表观遗传研究

目前,世界最大的癌症基因信息数据库 The Cancer Genome Atlas(TCGA)收录了来自 33 种不同类型的上万例肿瘤样本的基因组学信息,已鉴定出近 140 个癌驱动基因(cancer drivers)和 12 条肿瘤相关信号通路。其中,近一半的癌驱动基因编码表观遗传修饰酶,参与染色质修饰和重塑。以 AML 为例,近 43.5%(87/200)的基因突变会影响

DNA（去）甲基化修饰。值得关注的是，几乎所有表观遗传修饰酶都以代谢物作为底物或辅酶（表18-2），代谢物作为信号分子，通过影响表观遗传和染色质结构，调控基因表达和细胞信号通路。代谢物的调控异常可能是一种广泛存在的促癌机制，而对代谢失调影响表观遗传及其促癌机制的深入研究，我们正面临着众多挑战。

表 18-2　表观遗传修饰酶以代谢物作为底物或辅酶

表观遗传修饰	表观遗传修饰酶	所需代谢物	相关代谢酶	代谢通路
DNA 甲基化	DNA 甲基转移酶（DNMT）	5-腺苷甲硫氨酸（SAM）	甲硫氨酸腺苷基转移酶（MAT）	一碳代谢
DNA 去甲基化	10-11 转位蛋白（TET）	α-KG	异柠檬酸脱氢酶（IDH），谷氨酸脱氢酶（GDH）	三羧酸循环和回补
组蛋白甲基化	组蛋白甲基转移酶（HMT）	5-腺苷甲硫氨酸（SAM）	甲硫氨酸腺苷基转移酶（MAT）	一碳代谢
组蛋白去甲基化	组蛋白去甲基酶（KDM）	α-KG	异柠檬酸脱氢酶（IDH），谷氨酸脱氢酶（GDH）	三羧酸循环和回补
组蛋白去甲基化	赖氨酸特异性组蛋白去甲基化酶 1（LSD1）	黄素腺嘌呤二核苷酸（FAD）	黄素腺嘌呤二核苷酸合成酶（FADS）	氧化磷酸化
组蛋白乙酰化	组蛋白乙酰转移酶（HAT）	乙酰辅酶（Ac-CoA）	丙酮酸脱氢酶复合体（PDC），ATP 柠檬酸裂解酶（ACLY）	脂肪酸合成
组蛋白去乙酰化	组蛋白去乙酰化酶（HDAC）	β-羟基丁酸（β-OHB）	羟丁酸脱氢酶（HBDH）	酮体和丁酸盐代谢
组蛋白糖基化	O-乙酰氨基葡萄糖酶（OGA），O-乙酰氨基葡萄糖转移酶（OGT）	O-乙酰氨基葡萄糖（O-GlcNAc）	UDP-N-乙酰氨基葡萄糖焦磷酸化酶（UAP）	己糖胺途径
组蛋白磷酸化	激酶（Kinase）	ATP	磷酸甘油酸激酶（PGK），ATP 合成酶（ATP synthase）	糖酵解和三羧酸循环

IDH：isocitrate dehydorgenase；GDH：glutamate dehydrogenase；PDC：pyruvate dehydrogenase complex；ACLY：ATP citrate lyase；NMNAT：Nicotinamide mononucleotide adenylyltransferase；SAM：5-adenosylmethionine；MAT：methionine adenosyltransferase；HBDH：hydroxybutyrate dehydrogenase；b-OHB：b-hydroxybutyrate；O-GlcNAc：O-linked N-acetylglucosamine；OGT：O-GlcNAc transferase；OGA：O-GlcNAcase；UAP：UDP-N-acetylglucosamine pyrophophorylase；FAD：flavin adenine dinucleotide；FADS：FAD synthetase；PGK：phosphoglycerate kinase

一、如何利用新兴的高通量组学技术发现新型肿瘤代谢物

近十年来，组学研究进展十分迅速，一系列研究全细胞水平蛋白质和代谢物变化的组学手段，包括代谢组学和蛋白质组学，在癌症基础研究中得到了广泛应用。这使科学

家从单基因、单通道研究转向了结合高通量组学研究，更全面地研究代谢在细胞生理功能和疾病发生中的作用。目前，国际上最大的人类代谢组数据库 HMDB(The Human Metabolome Database)收录了超过 110 000 种代谢物、近 3 500 个与代谢异常和肿瘤相关蛋白。运用生物信息学手段，从现有数据库中进行深度挖掘，揭示不同肿瘤的代谢特征，如碳源生物合成和生物产能方式，将有助于系统地发现与肿瘤发生发展密切相关的代谢通路及重要代谢物。

依托肿瘤代谢组学的研究，从高通量代谢组学分析结果中初步筛选，利用计算机辅助分子模拟和分子对接，根据 3 种已知致癌代谢物 2 - HG、延胡索酸和琥珀酸的分子结构，发现更多的 α - KG 结构类似物，开展体外生化、细胞和动物多层面的验证，将有望揭示参与表观遗传调控的新型肿瘤相关代谢物。除了 α - KG 结构类似物，肿瘤相关代谢物还包括亚牛磺酸(hypotaurine，与脑胶质瘤相关)、天冬酰胺(asparagine，与白血病相关)、胆碱(choline，与前列腺癌、脑肿瘤和乳腺癌相关)、多胺(polyamines，与许多肿瘤相关)等，但这些代谢物影响肿瘤发生发展的作用机制大部分尚未被阐明。

二、代谢物如何实现跨膜转运及调控功能

目前，质谱分析技术多被应用于检测全细胞水平的代谢物浓度。通过磁珠分选快速分离不同细胞器(如线粒体)，结合质谱分析技术，可实现亚细胞水平代谢物的浓度测定。但相关技术仍存在多方面不足，例如，细胞器分离过程烦琐，难以确保代谢物在细胞器分离过程中的稳定性，更重要的是无法实现活细胞内不同亚细胞水平代谢物的实时成像检测。

真核细胞的一个重要特征是存在膜包被的细胞器，使得各个区域的生物功能相对独立，如同蛋白跨膜转运，许多代谢物的跨膜转运也受到严格调控。如前所述，几乎所有其他染色质修饰酶也都以代谢小分子作为共同底物或辅因子，包括乙酰辅酶 A、NAD^+、FAD、ATP 等，这预示着胞内代谢状态通过影响代谢物水平，进而实现对核内遗传物质表观遗传的调控，该调控可能远远超过目前人们的认知。小分子代谢物在全细胞的总量，以及在亚细胞区的浓度及调控，将决定表观遗传学修饰酶催化酶促反应的有效性和特异性。例如，α - KG 不能在胞质和线粒体之间自由游离，而需要通过线粒体膜上 ODC 和 OGC 穿梭途径实现转运。又如 IDH1 定位于胞质，而 IDH2、FH 和 SDH 均定位于线粒体中。这些代谢基因突变使致癌代谢物(2 - HG、延胡索酸和琥珀酸)在胞质和线粒体中大量累积。而被 α - KG 激活并受致癌代谢物 2 - HG 抑制的 KDM 家族组蛋白去甲基酶、TET 家族 DNA 羟化酶、ALKBH 家族 DNA 修复酶等均定位于细胞核内。α - KG 和已知致癌代谢物 2 - HG、延胡索酸和琥珀酸在不同亚细胞区的浓度如何检测？这些代谢物在细胞内如何实现从线粒体到胞质、细胞核的跨膜转运？在高糖、缺氧的组织微环境中，α - KG 和已知致癌代谢物在亚细胞水平的浓度如何变化？这些改变又是如何调控代谢物受体蛋白质活性和功能，实现对表观遗传的动态调控？这一系列疑问至今都未解决。基于遗传编码荧光探针的活细胞代谢分析方法可实时地监测细胞内代谢物丰度，对细胞的代谢表型进行高通量且可靠的检测。而且，这些遗传编码荧光探针可定位

到各个亚细胞器,极大地简化了代谢物在各亚细胞器内分布与运输的研究,让实现亚细胞、动物活体水平的代谢物实时多维成像成为可能,将有助于探讨已知致癌代谢物和参与表观调控的新型代谢物的胞内跨膜转运机制、代谢物对外界环境因素改变的响应等,进而揭示代谢物动态调控表观遗传的机制及其生物学功能。

三、代谢物如何通过表观遗传调控靶基因转录

代谢物不只是简单被动的中间物,同时也具有重要的生物学调控功能。从广义上讲,代谢物如同激素和其他小分子,可以作为配体(ligand)和受体(receptor)直接结合,进而调控结合蛋白质功能或下游信号传递。例如,IDH、FH 和 SDH 突变产生 2 - HG、延胡索酸和琥珀酸,这 3 种代谢物可通过非共价方式结合并抑制 α - KG 依赖型双加氧酶活性,包括组蛋白去甲基酶 KDM 家族和 TET 家族 5 - 甲基胞嘧啶羟化酶,进而影响表观遗传和染色质结构。需要指出的是,多数表观遗传修饰酶本身并不具备识别基因组上特定 DNA 序列的结构域。那么,代谢物如何通过表观遗传修饰调控下游靶基因转录和信号传递? 这一基本的生物学问题仍然没有得到解决。

TET 蛋白家族有 TET1、TET2、TET3 3 个成员。三者虽然在功能上有一些冗余性,但结构上还是存在较大差异。如前所述,TET 蛋白家族属于双加氧酶家族,需要 α - KG 和二价铁离子作为辅因子。所有 3 个蛋白质的 C - 端都包括一个催化活性中心(CD:Cys-rich 和 DSBH 区域),在 TET1 和 TET3 蛋白的 N 端,还存在一个 CXXC 锌指结构域(结合 DNA),但在 TET2 中并不存在。CXXC 结构域最先在 DNMT1 中发现,功能上主要是结合基因组上的 CpG 双核苷酸。有研究发现,TET1 蛋白中的 CXXC 结构域不仅可以识别未修饰的胞嘧啶,而且可识别 5mC 和 5hmC,并更倾向于识别基因组上的高 CpG 区域。与此结果一致,ChIP - seq 研究结果也证实 Tet1 主要结合在小鼠干细胞基因组的转录起始点(TSSs:transcription start sites)。由此推测,CXXC 结构域将有助于 TET1 和 TET3 识别基因组的特定功能区域,并改变该区域的表观遗传状态。

小鼠基因中有 3 个 TET 蛋白成员:Tet1/2/3。体内功能研究表明,*Tet* 基因敲除细胞和小鼠存在广泛表型差异,包括减数分裂异常、胚胎致死、诱导多能干细胞重新编程、体细胞分化、免疫应答、心脏保护、肿瘤抑制等。上述不同功能的实现,被认为与 3 个 Tet 对应的特异性靶基因关联密切。在分子生物学水平上,基因表达受到一类称为转录因子(transcription factor)的调控。在每一种细胞中,每一种类型的转录因子都有其特异的调控靶基因。转录因子与基因组 DNA 结合可激活或抑制靶基因转录表达,而影响两者结合与否的一类化学现象,就是表观遗传修饰。表观遗传修饰通常发生在不同区域:①转录因子自身;②协助包裹染色质的组蛋白上;③转录因子结合区域,多为靶基因的启动子(promoter)。正是这些表观修饰的区域特异性,决定了不同细胞类型存在着相对不同的转录组,进而表现出相对不同的细胞功能。最新研究发现,转录因子 WT1 可作为"DNA 序列特异性 TET2 招募因子",将 TET2 募集到基因组上特定的 DNA 序列,即 *WT1* 靶基因启动子区域,行使其去甲基酶功能,激活 *WT1* 靶基因转录,抑制 AML 肿瘤细胞增殖。*IDH* 突变和 *D* - 2 - HG 能够抑制 TET2 酶活性,增加 *WT1* 靶基

因启动子区域甲基化水平,从而抑制基因转录。这为"在 AML 中 *IDH*、*TET2* 与 *WT1* 基因突变存在互斥"这一遗传现象提供了直接的分子机制解释。与 DNA 序列特异性转录因子直接或间接结合,是否为包括 TET2 在内的表观遗传修饰酶调控特异性靶基因转录的普遍机制,有待进一步证实。

代谢是生物体维持生命的基本过程。在基因和环境因素的扰动下,代谢调控网络稳态被逐渐打破,继而进入另一种"非稳态"。在这一转变过程中,作为整个代谢调控网络系统输出信号的代谢物,必然会发生相应的变化。代谢物并非"被动"的酶促反应中间物,而是具有重要的生物学调控功能,在维系代谢调控网络稳态过程中扮演重要的角色。首先,代谢物可作为别构调节因子,调控结合蛋白质(或酶)的活性,从而使代谢物结合蛋白质发挥代谢感受器作用。其次,代谢物可通过共价结合的方式(如乙酰化修饰),调控结合蛋白质或酶的活性,进而调控物质代谢反应及相应生理功能。再者,代谢物还是众多表观遗传修饰酶的底物或辅因子,广泛调节表观遗传修饰酶的活性,影响表观遗传和染色质重塑,调控靶基因表达和细胞信号转导。有关代谢物参与表观遗传调控,最有力证据来自致癌代谢物(2‐HG、琥珀酸和延胡索酸的发现。基于已知致癌代谢物的分子结构和生化特征,筛选发现并验证未知的肿瘤相关代谢物,深入探讨已知和新发现代谢物在亚细胞水平跨膜转运机制以及对外界环境刺激的响应,阐明这些代谢物对表观遗传修饰酶活性和功能调控机制,解析该调控异常对下游靶基因转录、细胞信号传导的作用机制,将有助于进一步阐明代谢失调促进肿瘤发生发展的分子机制,并为定向阻断该过程提供潜在的分子干预靶点。

第十九章　代谢产物调控肿瘤免疫

恶性肿瘤是危害人类健康和生命的重大疾病。肿瘤发生与发展是一个多因子诱导的复杂过程,探索其机制是有效防治的关键所在。很久以前,科学家们就发现肿瘤患者的免疫系统可以识别肿瘤特异抗原,并产生特异 T 细胞靶向肿瘤细胞,但是最终免疫系统并没有阻止肿瘤生长。这是肿瘤免疫学的一个悖论,其原因是肿瘤细胞可以通过调控免疫检查点信号通路抑制 T 细胞功能,从而逃脱免疫抑制,目前国际学界将逃脱免疫抑制(avoiding immune destruction)也列为"新型肿瘤标志"之一。肿瘤细胞逃避免疫系统主要有 3 种机制:细胞表面表达肿瘤免疫抑制蛋白、分泌细胞因子及改变肿瘤微环境中代谢产物浓度。

肿瘤细胞与其所处的微环境是一个功能整体,肿瘤微环境中存在的炎症免疫细胞可分泌多种细胞因子作用于肿瘤细胞,激活癌症相关的信号通路,促进细胞恶性转化。另一方面,肿瘤细胞异常的代谢特征,如 Warburg 效应等,可诱导炎症免疫细胞的代谢重编程,进而影响其细胞因子和趋化因子的产生和分泌,帮助肿瘤免疫逃逸,促进肿瘤细胞的增殖、浸润转移及耐药等恶性表型。剖析肿瘤细胞(种子)与微环境(土壤)之间交互作用及机制,尤其是代谢失调对肿瘤细胞自身和微环境炎症免疫细胞生物学功能的调节机制,正成为近年来代谢和肿瘤领域的国际前沿。本章节将着重阐述代谢产物对肿瘤免疫的调控。

▌第一节　腺苷抑制肿瘤免疫

实体肿瘤的很多区域都处于瞬时或长期缺氧状态,缺氧可抑制腺苷激酶的活性,促进腺苷的释放,导致腺苷在细胞外积累。研究表明,正常组织的胞外几乎检测不到腺苷,而从肿瘤边缘到中心区域则存在一个腺苷浓度不断增高的梯度。T 细胞表面表达高亲和力的腺苷受体 A2AR,肿瘤细胞释放的腺苷跟受体 A2AR 结合可抑制 T 细胞功能。研究人员在野生型和 *A2AR* 敲除小鼠中分别皮下接种了 CL8-1 黑色素瘤细胞,结果发现野生型小鼠的肿瘤显著大于 *A2AR* 敲除小鼠,而且接种 60 天后,野生型小鼠存活率为 0,而 *A2AR* 敲除小鼠存活率为 60%。值得注意的是 A2AR 抑制剂 ZM241385 和咖啡因均可促进肿瘤抗原特异性 CD8[+] T 细胞对肿瘤的杀伤作用,从而抑制肿瘤的生长和转移。机制研究表明腺苷-A2AR 信号通路可抑制 IFNγ 的表达,A2AR 的抑制剂 ZM241385 和咖啡因则可以恢复 IFNγ 的表达和 T 细胞功能,抑制血管生成,促进肿瘤细胞凋亡。

第二节　乳酸抑制肿瘤免疫

一、乳酸激活 PD‐L1 表达

2018 年,诺贝尔生理或医学奖被授予美国 MD 安德森癌症中心的 James P. Allison 教授和日本京都大学的 Tasuku Honjo 教授,以表彰他们在肿瘤免疫治疗方面做出的杰出贡献。目前,肿瘤免疫治疗领域研究最多的免疫检查点分子是程序性死亡受体‐1 (programmed cell death protein 1, PD‐1)和程序性死亡蛋白配体‐1(PD‐L1),T 细胞表面表达 PD‐1,PD‐L1 是 PD‐1 的配体,两者结合可抑制 T 细胞功能,肿瘤细胞通过表达 PD‐L1 抑制 T 细胞的杀伤功能,从而逃脱免疫抑制。基于这一原理,科学家设计了 PD‐1 和 PD‐L1 的抗体,用于阻断 PD‐1 和 PD‐L1 的结合,从而维持 T 细胞的活性,抑制肿瘤细胞生长。肿瘤免疫治疗在临床上取得了巨大成功,成为目前最有发展前景的一种肿瘤治疗方法。肿瘤细胞消耗大量的葡萄糖产生大量的乳酸,因此实体肿瘤的肿瘤微环境中往往具有高浓度的乳酸。乳酸和肿瘤细胞表面受体 GPR81 结合可下调细胞内 cAMP 水平,抑制蛋白激酶 A(protein kinase A, PKA)活性,降低 LATS1 磷酸化和活性,下调 TAZ 的 S89 磷酸化水平,促进 TAZ 和转录因子 TEAD1 结合,激活 PD‐L1 的表达,进而抑制肿瘤免疫,使肿瘤细胞逃脱免疫抑制。

二、乳酸促进巨噬细胞 M2 极化

巨噬细胞属吞噬细胞,分布于组织中发挥免疫监视的作用,具有免疫信息传递、协同和吞噬细胞碎片及病原体的功能,并可激活淋巴细胞或其他免疫细胞。肿瘤相关巨噬细胞(tumor-associated macrophages, TAM)是浸润或临近肿瘤组织的巨噬细胞,而 M2 巨噬细胞是指被肿瘤细胞“策反”的 TAM,具有免疫抑制和促进肿瘤的作用。研究发现肿瘤细胞糖酵解产生的乳酸可以促进肿瘤相关巨噬细胞的 M2 极化,该过程依赖于缺氧诱导因子 HIF1α,M2 巨噬细胞又可以生成肿瘤血管生成因子 VEGF 和精氨酸酶 1 (arginase 1),促进肿瘤生长。

三、乳酸抑制 T 细胞和 NK 细胞的肿瘤免疫监视功能

肿瘤细胞相比正常细胞摄取和消耗更多的葡萄糖,产生更多的乳酸。LDHA 催化丙酮酸生成乳酸,其表达水平跟黑色素瘤患者的生存率负相关。研究表明,产生乳酸少的肿瘤细胞在具有免疫活性的 C57BL/6 小鼠模型中相比对照细胞生长更慢,肿瘤中浸润的可产生 IFNγ 的 T 细胞和 NK 细胞更多。如果在不能产生 T 细胞和 NK 细胞或 IFNγ 的小鼠中,产生乳酸少的肿瘤细胞和对照细胞生长则无差异。此结果说明乳酸通过抑制 T 细胞和 NK 细胞功能促进肿瘤细胞生长。机制研究发现乳酸可抑制 T 细胞和 NK 细胞中活化 T 细胞核因子(nuclear factor of activated T cells, NFAT)的上调,降低

IFNγ 的表达,抑制 T 细胞和 NK 细胞肿瘤免疫监视功能,促进肿瘤免疫逃逸。

第三节 2-羟戊二酸调控肿瘤免疫

一、S-2-HG 促进 CD8$^+$ T 细胞抗肿瘤活性

IDH1/2 突变可以积累毫摩尔级的 R-2-HG,从而抑制 α-KG 依赖的双加氧酶活性。研究发现 CD8$^+$ T 细胞被激活并处于缺氧状态时也可以通过 HIF1α 积累毫摩尔级的 2-HG,主要为 R-2-HG 的对映异构体 S-2-HG。S-2-HG 可以通过抑制组蛋白和 DNA 的去甲基化,促进 CD62L,CD127,CD44,41BB 和 Eomes 的表达,抑制 PD-1 的表达。S-2-HG 还可以抑制 HIF1α 的羟基化,使 HIF1α 在有氧和缺氧的情况下都保持稳定,增加 PDH-E1α 磷酸化,促进葡萄糖摄取和乳酸分泌。通过这些机制,S-2-HG 可以调控 CD8$^+$ T 淋巴细胞分化。值得注意的是,在过继免疫治疗时,如果将 OT-I CD8$^+$ T 淋巴细胞先用 S-2-HG 处理,再注射到小鼠体内,可显著增加 T 细胞在体内的增殖次数,持续时间及抗肿瘤活性,说明 S-2-HG 可促进 CD8$^+$ T 淋巴细胞的抗肿瘤活性。

二、R-2-HG 抑制 T 细胞抗肿瘤活性

IDH 突变的神经胶质瘤中 R-2-HG 浓度可以达到 30 mM,并且 R-2-HG 可通过细胞膜,细胞外 R-2-HG 浓度比细胞内高 5 倍,说明大部分的 R-2-HG 分布于肿瘤微环境中。浸润肿瘤的 T 细胞也受到高浓度 R-2-HG 的影响,R-2-HG 可通过钠依赖的二羧酸转运体 3(SLC13A3)进入 T 细胞。有意思的是,IDH 突变后积累的产物 R-2-HG 可以显著抑制 T 细胞增殖,而前文提到的 T 细胞激活和缺氧诱导产生的 S-2-HG 则对 T 细胞增殖没有影响。SLC13A3 的抑制剂 NAA 处理可以解除 R-2-HG 对 T 细胞增殖的抑制,说明 R-2-HG 需要进入 T 细胞发挥作用,并且 SLC13A3 可以作为 IDH 突变肿瘤患者临床治疗的一个潜在靶点。机制研究表明 R-2-HG 可抑制活化 T 细胞核因子(nuclear factor of activated T cells,NFAT)的钙依赖转录活性,ATP 依赖的 TCR 信号通路及多胺生物合成,从而抑制 IDH1 疫苗,过继 T 细胞传输和免疫检查点抑制等方法诱导的 T 细胞抗肿瘤活性。

第四节 琥珀酸和延胡索酸调控肿瘤免疫

除 2-HG 外,在某些病理条件下细胞还可以产生并积累琥珀酸和延胡索酸等 α-KG 类似物,其对微环境的改造作用及机制研究刚刚起步。2013—2018 年,科学家们相继报道琥珀酸能够影响线粒体呼吸链复合物 II 和胞内 ROS 生成、HIF-1α 蛋白稳定和

信号通路等,调节巨噬细胞 M1～M2 极化。2016 年,美国科学家 Arts RJ 等人报道在葡聚糖(β-glucan)诱导的单核细胞激活的研究模型中,谷氨酰胺代谢异常引起延胡索酸积累,能够抑制 α－KG 依赖的组蛋白去甲基化酶 KDM5,这对于 β-glucan 诱导的单核细胞免疫功能是必需的。2020 年,Wu JY 等人报道,与健康受试者和无肿瘤肺组织相比,肺癌患者血清中琥珀酸水平和肺癌中琥珀酸受体蛋白 SUCNR1 表达水平均显著升高,提示琥珀酸具有重要的临床意义。进一步研究发现肿瘤细胞产生并释放的琥珀酸能被微环境中巨噬细胞表面琥珀酸受体蛋白 SUCNR1 感知,激活 PI3K－HIF－1α 信号通路,诱导形成 TAM,促进肿瘤侵袭和转移。那么,肿瘤细胞产生并释放的琥珀酸在巨噬细胞中积累,可否竞争性抑制 α－KG 依赖的双加氧酶活性,参与诱导 TAM 形成? 目前仍不清楚,尚待进一步研究。

多种肿瘤细胞代谢产物可通过调控肿瘤微环境,促进肿瘤的发生发展。围绕肿瘤细胞代谢异常对免疫微环境的改造,发现并验证代谢干预的重要环节和药物靶点,是肿瘤机制和转化研究正面临的新挑战,也是有望取得突破性进展的研究方向之一。

(吕　雷　叶　丹)

参考文献

1. Brand A, Singer K, Koehl G E, et al. LDHA-associated lactic acid production blunts tumor immunosurveillance by T and NK cells [J]. Cell Metab, 2016,24(5):657-671.

2. Bunse L, Pusch S, Bunse T, et al. Suppression of antitumor T cell immunity by the oncometabolite (R)-2-hydroxyglutarate [J]. Nat Med, 2018,24(8):1192-1203.

3. Choudhary C, Kumar C, Gnad F, et al. Lysine acetylation targets protein complexes and co-regulates major cellular functions [J]. Science, 2009,325(5942):834-840.

4. Colegio O R, Chu N Q, Szabo A L, et al. Functional polarization of tumour-associated macrophages by tumour-derived lactic acid [J]. Nature, 2014,513(7519):559-563.

5. Dang L, White D W, Gross S, et al. Cancer-associated IDH1 mutations produce 2-hydroxyglutarate [J]. Nature, 2009,462(7274),739-744.

6. Feng J, Yang H, Zhang Y, et al. Tumor cell-derived lactate induces TAZ-dependent upregulation of PD-L1 through GPR81 in human lung cancer cells [J]. Oncogene, 2017,36(42):5829-5839.

7. Hanahan D, Weinberg R A. Hallmarks of cancer: the next generation [J]. Cell, 2011,144(5): 646-674.

8. Hu H, Zhu W, Qin J, et al. Acetylation of PGK1 promotes liver cancer cell proliferation and tumorigenesis [J]. Hepatology, 2017,65(2):515-528.

9. Jiang W, Wang S, Xiao M, et al. Acetylation regulates gluconeogenesis by promoting PEPCK1 degradation via recruiting the UBR5 ubiquitin ligase [J]. Mol Cell, 2011,43(1):33-44.

10. Lin R, Tao R, Gao X, et al Acetylation stabilizes ATP-citrate lyase to promote lipid biosynthesis and tumor growth [J]. Mol Cell, 2013,51(4):506-518.

11. Lv L, Li D, Zhao D, et al. Acetylation targets the M2 isoform of pyruvate kinase for degradation through chaperone-mediated autophagy and promotes tumor growth [J]. Mol Cell, 2011,42(6): 719-730.

12. Ohta A，Gorelik E，Prasad S J，et al. A2A adenosine receptor protects tumors from antitumor T cells [J]. Proc Natl Acad Sci USA，2006，103(35)：13132 - 13137.

13. Pavlova N N，Thompson C B. The emerging hallmarks of cancer metabolism [J]. Cell Metab，2016，23(1)：27 - 47.

14. Tyrakis P A，Palazon A，Macias D，et al. The immunometabolite S-2-hydroxyglutarate regulates CD8$^+$ T-lymphocyte fate [J]. Nature，2016，540(7632)：236 - 241.

15. Wu J Y，Huang T W，Hsieh Y T，et al. Cancer-derived succinate promotes macrophage polarization and cancer metastasis via succinate receptor [J]. Mol Cell，2020，77(2)：213 - 227.

16. Xu W，Yang H，Liu Y，et al. Oncometabolite 2-hydroxyglutarate is a competitive inhibitor of α-ketoglutarate-dependent dioxygenases [J]. Cancer cell，2011，19(1)，17 - 30.

17. Yang H，Zhou L，Shi Q，et al. SIRT3-dependent GOT2 acetylation status affects the malate-aspartate NADH shuttle activity and pancreatic tumor growth [J]. EMBO J，2015，34 (8)：1110 - 1125.

18. Yu W，Dittenhafer-Reed K E，Denu J M. SIRT3 protein deacetylates isocitrate dehydrogenase 2 (IDH2) and regulates mitochondrial redox status [J]. J Biol Chem，2012，287 (17)：14078 - 14086.

19. Yu W，Lin Y，Yao J，et al. Lysine 88 acetylation negatively regulates ornithine carbamoyltransferase activity in response to nutrient signals [J]. J Biol Chem，2009，284(20)：13669 - 13675.

20. Zhang T，Wang S，Lin Y，et al. Acetylation negatively regulates glycogen phosphorylase by recruiting protein phosphatase 1[J]. Cell metabolism，2012，15(1)：75 - 87.

21. Zhao D，Zou S W，Liu Y，et al. Lysine-5 acetylation negatively regulates lactate dehydrogenase A and is decreased in pancreatic cancer [J]. Cancer Cell，2013，23(4)：464 - 476.

图书在版编目(CIP)数据

代谢分子医学导论/汤其群,马端主编. —上海:复旦大学出版社,2020.8
ISBN 978-7-309-15193-0

Ⅰ.①代⋯　Ⅱ.①汤⋯ ②马⋯　Ⅲ.①代谢病-医学-分子生物学-研究　Ⅳ.①R589

中国版本图书馆 CIP 数据核字(2020)第 130466 号

代谢分子医学导论
汤其群　马　端　主编
责任编辑/王　瀛

复旦大学出版社有限公司出版发行
上海市国权路 579 号　邮编:200433
网址:fupnet@ fudanpress. com　http://www.fudanpress.com
门市零售:86-21-65102580　团体订购:86-21-65104505
外埠邮购:86-21-65642846　出版部电话:86-21-65642845
上海丽佳制版印刷有限公司

开本 787×1092　1/16　印张 11.75　字数 257 千
2020 年 8 月第 1 版第 1 次印刷

ISBN 978-7-309-15193-0/R·1831
定价:78.00 元